Wir fühlen uns anders!

Wir fühlen uns anders!

Doris Ryffel-Rawak

Doris Ryffel-Rawak

Wir fühlen uns anders!

Wie betroffene Erwachsene mit ADS/ADHS sich selbst und ihre Partnerschaft erleben

3., überarbeitete und ergänzte Auflage

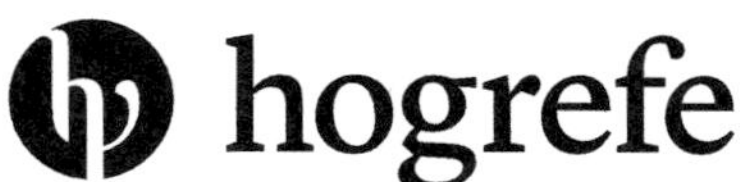

Doris Ryffel-Rawak, Dr. med.
Ritterstr. 18E
3047 Bremgarten bei Bern
Schweiz
doryffel@gmail.com

Bibliografische Information der Deutschen Nationalbibliothek
Die Deutsche Nationalbibliothek verzeichnet diese Publikation in der Deutschen Nationalbibliografie; detaillierte bibliografische Daten sind im Internet über http://www.dnb.de abrufbar.

Anregungen und Zuschriften bitte an:
Hogrefe AG
Lektorat Psychologie
Länggass-Strasse 76
3012 Bern
Schweiz
Tel. +41 31 300 45 00
info@hogrefe.ch
www.hogrefe.ch

Lektorat: Dr. Susanne Lauri
Herstellung: Daniel Berger
Druckvorstufe: punktgenau GmbH, Bühl
Umschlagabbildung: © vm, iStockphoto
Umschlag: Claude Borer, Riehen
Illustrationen/Fotos (Innenteil): Doris Ryffel-Rawak
Druck und buchbinderische Verarbeitung: Hubert & Co., Göttingen
Printed in Germany

1. Nachdruck 2022 der 3., überarbeiteten und ergänzten Auflage 2016

(E-Book-ISBN_PDF 978-3-456-95672-5)
(E-Book-ISBN_EPUB 978-3-456-75672-1)
ISBN 978-3-456-85672-8

Im Gedenken an meinen Vater
Dr. med. Fritz Rawak

Inhaltsverzeichnis

Vorwort zur 3. Auflage

In den letzten Tagen des Jahres 2015 erhielt ich, quasi zum Ausklang, eine Mail, die mich sehr erfreute. Frau Lauri vom Hogrefe Verlag teilte mir mit, dass sich das vorliegende Buch nach wie vor «wunderbar» verkaufe. Im nächsten Satz dann die Bemerkung, eine Neuauflage dränge sich auf und ob ich bereit wäre, einige Ergänzungen anzubringen.

Allzu spontan, um nicht das Wort impulsiv zu verwenden, das heißt in typischer ADHS-Manier, sagte ich sofort zu. Vergessen waren die guten Vorsätze, die ersten Tage des neuen Jahres mit Nichtstun zu verbringen. Ich stürzte mich zwar nicht sofort in die Arbeit, aber die Gedanken in meinem Kopf kreisten fast nur noch um das Thema.

Eigentlich bin ich mit dem Text immer noch einverstanden. Neu habe ich im Kapitel Kreativität einige neue Anmerkungen angebracht und das Kapitel Coaching durch das E-Mail-Coaching erweitert.

Mein Mann, Dr. med. Meinrad Ryffel, hat das Kapitel Medikamente ergänzt und aktualisiert.

Ich glaube, mit dieser Neuauflage einem Bedürfnis zu entsprechen, und hoffe wiederum, dass sowohl Patienten wie auch Kollegen, das heißt Psychiater, Psychologen und Allgemeinärzte, durch die Lektüre ein tieferes Verständnis für die Belange von ADHS-Betroffenen erwerben können.

Zu guter Letzt sei hier nochmals erwähnt: ADHS ist eine «life-long condition», wobei die Aufmerksamkeitsstörung, also die gestörte Informationsverarbeitung, und nicht die Hyperaktivität im Vordergrund steht. ADHS-Betroffene haben ein Anrecht, ernst genommen zu werden und in ihrem Bestreben, Hilfe zu erhalten, Unterstützung zu finden.

Montevideo, Januar 2016

Vorwort zur 2. Auflage

Kaum war mein Buch zu ADHS und Partnerschaft erschienen, wurde ich vom Hans Huber Verlag angefragt, das vorliegende Buch für eine neue Auflage zu überarbeiten. Mit nicht allzu großer Begeisterung nahm ich das Buch zur Hand und blätterte darin herum, ohne recht zu wissen, was ich hinzufügen könnte, welche Ergänzungen wohl nötig seien.

Wie das Leben so spielt erhielt ich kurze Zeit danach einen wunderbaren Brief: Hans Peter Thurn, Professor für Soziologie an der Kunstakademie in Düsseldorf, hatte mein letztes Buch (ADHS und Partnerschaft) gelesen und – wie er sich ausdrückte – dies «mit Genuss und Gewinn». Das war schon sehr schön zu lesen, aber es kam noch viel besser: «Wenn ich noch Fragen und Wünsche hätte, so wären es die folgenden 5 ...» und gab mir somit die nötigen Anregungen, um das vorliegende Buch zu vertiefen und zu ergänzen.

Jeweils an gegebener Stelle werde ich dazu Stellung nehmen, so zum Beispiel zu den «Beziehungsfallen» in ADHS Partnerschaften, den geschlechtsspezifischen Unterschieden, den therapeutischen Empfehlungen sowie alternativen Therapiemöglichkeiten um einige Punkte zu nennen.

Ich komme mir fast wie eine Seiltänzerin vor, denn es gilt ja keine Wiederholungen oder Langweile aufkommen zu lassen. Nun, Wiederholungen sind unvermeidbar, aber langweilig – so hoffe ich zumindest – soll es Ihnen lieber Leser bei der Lektüre dieses Buches nicht werden.

An dieser Stelle möchte ich mich erneut bei all meinen Patienten bedanken, der eine oder andere wird sich neu in dieser Auflage wieder finden. Ich hoffe, es ist ein frohes Wiedersehen, wenn man schwarz auf weiß gedruckt lesen kann, was einem zu einem bestimmten Zeitpunkt im Leben so bewegte.

Ich kann und will es nicht unterlassen meinem Mann einmal mehr für seine, wie soll ich es am besten ausdrücken, partnerschaftliche und kollegiale Hilfeleistung zu danken, ebenso auch Frau Monika Eginger für ihre Lektoratsarbeit und immerwährenden Zuspruch.

Bremgarten, Juli 2007

Vorwort und Dank

Das große Interesse an meinem ersten Buch «ADS bei Erwachsenen» hat gezeigt, dass sowohl bei Betroffenen als auch bei Fachkollegen ein wachsendes Bedürfnis besteht, sich mit dieser Thematik auseinander zu setzen. Im deutschsprachigen Raum wird dabei – ähnlich wie in den USA mit den Begriffen ADD (Attention Deficit Disorder) und ADHD (Attention Deficit Hyperactivity Disorder) – sowohl die Bezeichnung ADS (= Aufmerksamkeitsdefizitstörung) wie auch ADHS (= Aufmerksamkeitsdefizit-/Hyperaktivitätsstörung) zunehmend synonym verwendet. Die Erkenntnis, dass es sich bei der ADHS um ein eigenständiges Krankheitsbild handelt, setzt sich immer mehr durch. Dabei beschränkt sich die ADHS nicht nur auf das Kindesalter, wie dies früher angenommen wurde. Vielmehr ist es so, dass auch Erwachsene – etwa in der Hälfte der Fälle – weiterhin unter dieser Störung leiden. Die vor allem bei Knaben anzutreffende hyperkinetische Symptomatik verschwindet zwar häufig, die Aufmerksamkeitsprobleme dauern aber an. Es darf nicht außer Acht gelassen werden, dass bei Erwachsenen eine hohe Komorbidität mit anderen psychischen Erkrankungen wie Depressionen, bipolaren Störungen, Angsterkrankungen und Suchterkrankungen besteht.

Dieses Buch ist als Fortsetzung meines ersten Buches gedacht. ADHS-Patienten üben auf mich eine ganz besondere Faszination aus. Hauptsächlich handelt es sich um Menschen, die durch ihr «Anderssein» immer wieder für Überraschungseffekte sorgen: sei es durch ihre andere Wahrnehmung des Alltags, sei es durch ihre Kreativität und ihren Ideenreichtum, sei es durch ihre besondere Liebenswürdigkeit, die sie kennzeichnet. Ich bin weit davon entfernt, den Leidensdruck, dem viele Betroffene ausgesetzt sind, zu verharmlosen. Nur allzu gegenwärtig sind mir die Odysseen, die viele von einer Behandlung zur anderen durchlaufen, bis sie zur richtigen Diagnose und der entsprechenden Therapie gelangen. Zu erwähnen sind auch all jene ADHS-Betroffenen, die nie erkannt wurden und ein tragisches Schicksal erleiden, indem sie z.B. suchtmittelabhängig oder kriminell geworden sind.

Im vorliegenden Buch möchte ich den Versuch wagen, über die typische Symptomatik hinaus einen tieferen Einblick zu vermitteln sowie Erklärungsmodelle anzubieten; dies in der Hoffnung, für die ADHS-Problematik noch mehr Verständnis, vor allem auch bei Fachleuten, zu wecken.

Wer kennt das nicht: Als Mutter oder als Vater, wenn das Kind die ersten Schritte macht, die ersten Worte spricht, einen Bleistift zur Hand nimmt und die erste Zeichnung zu Papier bringt. Wir wissen Bescheid über die Entwicklung eines Menschenkindes – und doch sind wir von jedem neuen Entwicklungsschritt immer wieder überrascht und fasziniert.

So ähnlich ergeht es mir bei meiner Arbeit mit den ADHS-Patienten. Eine besondere Faszination geht von deren Gedanken und ihrer Gefühlswelt, ihrer «Andersartigkeit» aus. Dieses Buch konnte nur unter der Mitarbeit meiner Patienten zustande kommen. So möchte ich mich an erster Stelle bei ihnen bedanken, dass sie mir mit großer Offenheit Einblick in ihre Welt ermöglicht haben.

Mein größter Dank geht an meinen Mann, den Kinderarzt Dr. Meinrad Ryffel. Kritisch hat er alle Kapitel durchgelesen und in anregenden Diskussionen mir sowohl in fachlicher wie auch in sprachlicher Hinsicht wertvolle Hilfestellung geboten.

Einmal mehr gebührt mein Dank Frau lic. phil. Mischa Oesch – jetzt als promovierte Psychologin und Mitarbeiterin in meiner Praxis tätig –, welche sich tatkräftig der Niederschrift des Manuskripts angenommen hat. Dabei wurde sie auch von Madelaine Reist, der langjährigen Mitarbeiterin in der Praxis meines Mannes, unterstützt. Sowohl freundschaftliche wie auch fachliche Unterstützung erfuhr ich anlässlich meiner Aufenthalte in den USA immer wieder von Prof. Thomas E. Brown (Yale University School of Medicine) und seiner Frau Bobbie. Großen Dank verdienen auch meine Kollegen Dr. Jürg Grossenbacher, Dipl.-Psych. Piero Rossi und Dr. Markus Stucki sowie meine Mentoren Prof. Luc Ciompi und Prof. Brigitte Woggon.

Dem Verlag Hans Huber und vor allem Herrn Dr. Peter Stehlin möchte ich für das gute Einvernehmen und die vorzügliche Lektoratsarbeit ebenfalls aufs herzlichste danken.

Vorbemerkung

Wie in meinem ersten Buch werde ich zu Beginn einige Fakten zur Aufmerksamkeits-/Hyperaktivitätsstörung erläutern. Wiederholungen sind unvermeidbar, und es bleibt dem kundigen Leser überlassen, ob er die Lektüre dieses Kapitels überspringen möchte.

Anschließend werden die andere Wahrnehmung, die Gefühlswelt und emotionale Bandbreite von ADHS-Betroffenen näher beschrieben. Worin unterscheiden sie sich von so genannten sensiblen Menschen und welche Auswirkungen hat dieses «Anderssein» auf ihr Leben? Immer wieder werde ich mit der Tatsache konfrontiert, dass ADHS-Betroffene auch in der Partnerschaft anders reagieren – impulsiver, reizüberflutet, ungeduldiger – und immer auf der Suche nach dem «Kick» sind, wobei diese Suche zum Teil sogar Suchtcharakter annehmen kann. Konflikte und Außenbeziehungen sind vorprogrammiert, auch in Ehen, die eigentlich gut funktionieren.

In jedem Kapitel sollen ausführliche Berichte und Auszüge aus Krankheitsgeschichten von Patienten weitergehende Einblicke in die Welt von ADHS-Betroffenen vermitteln.

Gerade aufgrund der zum Teil brisanten Thematik werde ich aus Rücksichtnahme auf die Betroffenen die Lebensgeschichten stark anonymisiert darstellen.

Empfehlungen zur Therapie sowie Schlussfolgerungen sollen das Bild abrunden.

Fakten zur ADHS

In den Medien wird die Aufmerksamkeitsdefizit/Hyperaktivitätsstörung immer noch häufig fälschlicherweise als Modediagnose dargestellt. Ein kurzer geschichtlicher Überblick soll das richtig stellen. Das Verständnis und die Entwicklung der ADHS-Diagnose lassen sich grob in fünf Etappen aufzeichnen.

Geschichtlicher Überblick

Erste Etappe

Nachdem der Frankfurter Psychiater Dr. H. Hoffmann bereits 1847 viele Charakteristika der ADHS in seinem berühmten «Struwwelpeter» erstmals beschrieben hatte, erfolgte

1902 die medizinische Erstbeschreibung durch den englischen Kinderarzt G.F. Still. In einer Kasuistik von 20 Fällen beschrieb er Kinder mit Verhaltensauffälligkeiten ohne entsprechende neurologische Ursache. Diese Kinder seien impulsiv, hyperaktiv, ihr Verhalten sei zerstörerisch und aggressiv, auf Erziehung respektive Bestrafung nicht ansprechend und häufig mit zusätzlichen Lernstörungen versehen. Knaben seien häufiger und bereits vor dem achten Lebensjahr betroffen. Der Grund für diese Symptomatik sei ein Versagen von Hemmungsmechanismen und eine gestörte Aufmerksamkeit.

1908 spekulierte A.F. Tredgold, dass leichte Hirnschädigungen bei der Geburt, z.B. Sauerstoffmangel, zu Verhaltensproblemen in der Schule führen könnten.

1922 beschrieb L.B. Hohmann Kinder, die eine Enzephalitis durchgemacht hatten, mit «katastrophalen» Persönlichkeitsstörungen wie Hyperaktivität, Ablenkbarkeit, Irritabilität, destruktivem und antisozialem Verhalten. Typisch sei das fehlende Ansprechen auf disziplinarische Maßnahmen. Das Konzept des «Minimal Brain Damage» war geboren.

1937 wird vom amerikanischen Kinderpsychiater W. Bradley erstmals die positive Wirkung von Stimulanzien (Benzedrin) bei Kindern mit einer «Minimal Brain Damage» beschrieben, nachdem er bereits bei Erwachsenen mit «Stimmungsschwankungen» positive Erfahrungen beobachtet hatte.

1947 verglich A.A. Strauss Verhaltensauffälligkeiten von hirngeschädigten und normalen Kindern. Er entwickelte die Theorie, dass Hyperaktivität und Hirnschädigungen häufig kombiniert aufträten.

Zweite Etappe

1954 wird von der damaligen Firma CIBA das Medikament Ritalin auf den Markt gebracht.

1957 entwickeln M. Laufer und E. Denhoff die Theorie, dass das zentrale Nervensystem überstimuliert sei, dies aufgrund eines Defizits im Bereich des Thalamus und in den corticalen und subcorticalen Regionen. Die Folge seien Unaufmerksamkeit, Hyperaktivität und Impulsivität, niedrige Frustrationstoleranz mit sekundären Folgen: Lernstörungen und Verhaltensauffälligkeiten.

1962 findet in Oxford eine internationale Konferenz von Neuropädiatern statt. Der Begriff «Minimal Brain Damage» wird verlassen und neu die Bezeichnung «Minimal Brain Dysfunction» eingeführt, d.h. es wird ein typisches Syndrom mit Hyperaktivität, Verhaltens- und Lernschwierigkeiten ohne bisher bekannte Ätiologie beschrieben. Das Konzept einer «Hirnschädigung» mit nachweisbaren neurologischen Defiziten wird also fallen gelassen.

Dritte Etappe

1971 beschreibt der Psychiater Paul H. Wender in seinem Buch «Minimal Brain Dysfunction in Children» die Theorie von anders ablaufenden Neurotransmitterfunktionen von Dopamin und Noradrenalin und erforscht die Wirkung von Stimulanzien auf diese Systeme.

1972 stellt die Psychologin V.I. Douglas in ihrer Forschungsarbeit dar, dass die kognitiven Beeinträchtigungen von Kindern mit einer «Minimal Brain Dysfunction» durch Aufmerksamkeitsprobleme und nicht durch motorische Defizite zu erklären sind.

Vierte Etappe

1980 wird in der DSM III (dem amerikanischen Diagnosehandbuch über psychische Erkrankungen) aus «Minimal Brain Dysfunction» die «Attention Deficit Disorder».

1984 zeigen der Däne H.C. Lou und Mitarbeiter erste Forschungsresultate über die der ADHS zugrundeliegende Neurobiologie.

1987 wird in der revidierten Fassung der DSM III R die Hyperaktivität wieder in den Diagnosebegriff aufgenommen: «Attention Deficit Disorder with or without Hyperactivity», d.h. die drei Hauptsymptome von Unaufmerksamkeit, Hyperaktivität und Impulsivität erscheinen zusammen.

Fünfte Etappe

1990 zeigt der amerikanische Hirnforscher A. Zametkin anhand von bildgebenden Verfahren, dass erwachsene ADHS-Betroffene eine geringere metabolische Aktivität in gewissen Regionen des Zentralnervensystems aufweisen.

1994 setzt F.X. Castellanos funktionelle MRI-(«Magnet Resonance Imaging»)-Untersuchungen zur Erforschung der ADHS ein.

Im gleichen Jahr werden in der DSM IV die noch heute gültigen Kriterien für die ADHS festgelegt.

1995 erscheinen in den USA die ersten umfassenden Lehrbücher zur ADHS im Erwachsenenalter von P.H. Wender und K. Nadau.

1997 veröffentlicht R.A. Barkley seine Theorie der anders ablaufenden «exekutiven Funktionen» als mögliches psychologisches Erklärungsmodell für die ADHS.

1998 Das nationale amerikanische Gesundheitsinstitut (NIH) publiziert ein Consensus Statement über die ADHS.

1999 werden von Dougherty et al. und Krause et al. fast gleichzeitig Untersuchungen bzgl. der Rolle der Dopamin-Transporter bei ADHS veröffentlicht.

2003 Gründung des «European Network Adult ADHD», Ärzte und Wissenschaftler aus 17 Ländern sind bei der Gründung dabei.

2005 Gründung der Schweizerischen Fachgesellschaft für ADHS: SFG-ADHS, die offen ist für Ärzte, Psychologen und weitere Fachpersonen, die sich mit der ADHS befassen.

2013 In der Neuausgabe der DSM-5 wird die ADHS explizit auch als Störung im Erwachsenenalter erwähnt und die diagnostischen Kriterien für diese Altersgruppe näher erläutert und angepasst.

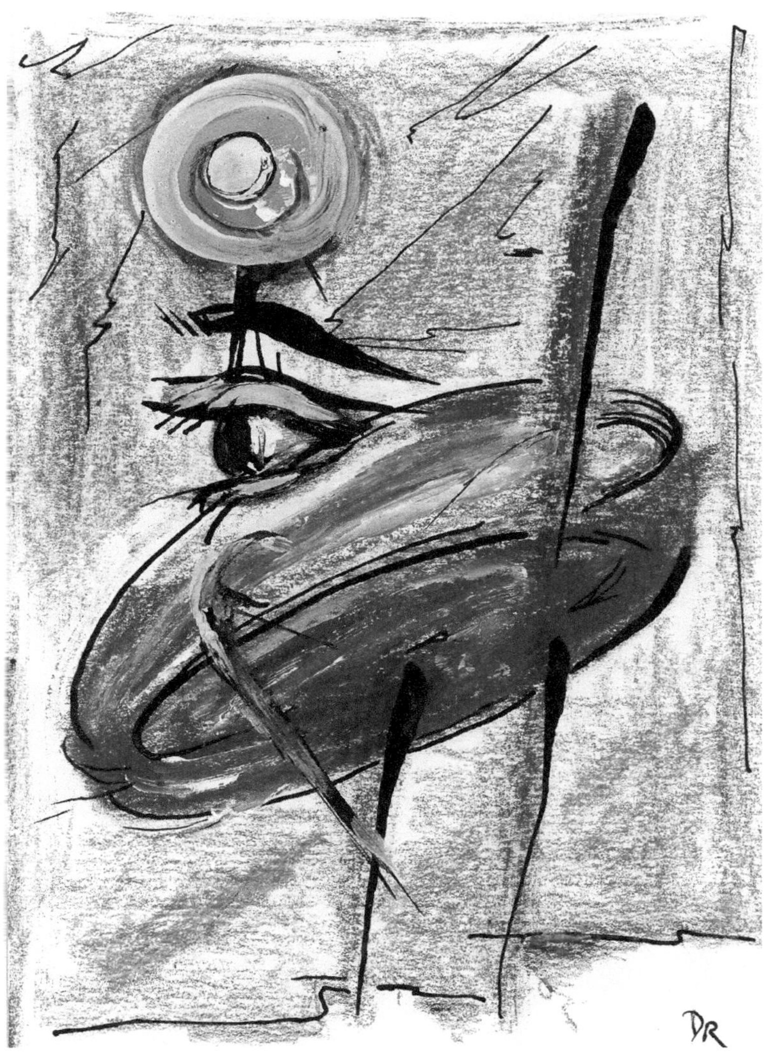

das wandernde Auge

Krankheitsbild der ADHS

Die ADHS ist ein eigenständiges Krankheitsbild, obwohl sie Ähnlichkeit mit anderen in der Psychiatrie vorkommenden Krankheitsbildern hat. Aufgrund der heute zunehmend erkannten neurobiologischen Ursachen braucht die ADHS eine unter besonderen Aspekten ausgewählte Therapie, spezieller als dies bei den bisher bekannten psychiatrischen Störungen der Fall ist. Es besteht heute nämlich weitgehend die Übereinstimmung, dass die ADHS durch eine Dysregulation vorwiegend in den Neurotransmittersystemen von Dopamin/ Noradrenalin im Frontalhirn, den Stammganglien und dem Kleinhirn zu erklären ist.

Die Haupt- oder Kernsymptome der ADHS im Erwachsenenalter entsprechen denjenigen im Kindes- und Jugendalter, d.h. der klassischen Trias von Unaufmerksamkeit/Ablenkbarkeit, Impulsivität und Hyperaktivität. Diese Kriterien sind in der seit 1994 gültigen DSM IV-Klassifizierung wie folgt aufgeführt:

Kriterien der Unaufmerksamkeit

- Konzentrationsschwäche, Vergesslichkeit
- Mühe mit der Daueraufmerksamkeit
- Schwierigkeit zuzuhören
- Mühe mit Anleitungen und bei alltäglichen Verrichtungen
- Organisationsschwierigkeiten
- Mühe, sich länger geistig anzustrengen
- häufiges Verlieren und Verlegen
- leichte Ablenkbarkeit durch äußere Reize
- übermäßige Vergesslichkeit im Alltag

Kriterien der Hyperaktivität und Impulsivität

- ständige Unruhe in Händen und Füßen
- Mühe, ruhig sitzen zu bleiben
- «Zappelphilipp» (d.h. innere Unruhe bei Erwachsenen)
- Schwierigkeit, ruhig zu spielen resp. zu arbeiten
- «innerlich wie von einem Motor angetrieben»
- Übermäßiges Reden

- antworten, bevor Frage vollständig gestellt wurde
- Unmöglichkeit zu warten
- störendes Verhalten gegenüber anderen

- Zur Unaufmerksamkeit, Ablenkbarkeit gehören also die schlechte Konzentration, Mühe, etwas fertig zu lesen, der häufige Wechsel von Aktivitäten, Tagträumen, die leichte Ablenkbarkeit durch äußere Reize oder auch durch die eigenen Schwierigkeiten sich zu organisieren und das Nichtbeachten wichtiger Details.
- Zur Impulsivität rechnet man das Handeln ohne zu überlegen, das Dazwischenreden, die impulsiven Zwänge, Wutausbrüche und eine übermäßige Ungeduld.
- Zur Hyperaktivität wird man die motorische Hyperaktivität, das innerliche Gefühl von Unruhe, die Schwierigkeit, ruhig sitzen zu bleiben und ruhig zu arbeiten, zählen.

Voraussetzung für die Diagnose einer ADHS ist der Beginn im früheren Kindesalter, die Chronizität und Persistenz der Symptomatik mit daraus entstehenden ernsthaften Problemen in verschiedenen Lebensbereichen.

Die für die Diagnose entscheidenden Kriterien des DSM IV unterscheiden dabei drei Hauptformen der ADHS:

- **das Vollbild,** bei dem sowohl Symptome der Hyperaktivität als auch der Aufmerksamkeitsstörung vorliegen
- **die vorwiegende Aufmerksamkeitsdefizitstörung** ohne Hyperaktivität/Impulsivität
- **Die vorwiegende Hyperaktivitätsstörung mit Impulsivität** ohne große Aufmerksamkeitsprobleme kommt vor allem bei Kleinkindern vor.

Nicht nur für Kinder, sondern auch gerade für Jugendliche und Erwachsene hat sich die amerikanische Einteilung verglichen mit der Einteilung gemäß ICD 10 (= Einteilung der WHO) bewährt, da in dieser Altersstufe vor allem die ausgeprägte Unaufmerksamkeit, die leichte Ablenkbarkeit und der häufige Wechsel von Aktivitäten weiter vorliegen. Bezeichnend dafür erscheint mir die kürzlich erfolgte Aussage einer Patientin: «Manchmal habe ich das Gefühl, als hätte ich nur noch ein Jahr zu leben, weil ich so viel gleichzeitig unternehme.»

Die **Aufmerksamkeitsstörung und Desorganisation** ist gekennzeichnet durch Schwierigkeiten in der Arbeits- und Zeitplanung und die sich dadurch ergebende mangelhafte Organisationsfähigkeit. Selbstständig Aktivitäten in Angriff zu nehmen, bedarf eines großen Aufwands, und selbst wenn dies erfolgt, besteht keine Gewähr, dass die endlich begonnenen Arbeiten oder Aufgaben auch zu Ende gebracht werden. Die Führung des Haushaltes und Tätigkeiten am Arbeitsplatz sind erschwert. Vergesslichkeit, das Verlieren oder Verlegen von Gegenständen stehen an der Tagesordnung. Betroffene sind leicht ablenkbar und dies nicht nur durch äußere Umstände. Auch eigene Gedanken können dazu führen, dass es ihnen nicht möglich ist, bei einer Sache zu bleiben, mit dem Resultat, dass Dinge auf die lange Bank geschoben werden. Bei Gesprächen wirken sie häufig wie geistesabwesend und teilnahmslos. Sie können nicht richtig zuhören, ein Umstand, der zu viel Unverständnis führen kann. Typisch sind Erwachsene, die ohne eigentliche Leseschwierigkeiten nicht in der Lage sind, einen längeren Text zu lesen und zu verstehen. Ihre verminderte Konzentrationsfähigkeit lässt dies nicht zu. Oftmals ist das Kurzzeitgedächtnis gestört, die Merkfähigkeit und die Speicherkapazität sind eingeschränkt. Diese Tatsache kann sich für junge Erwachsene, vor allem wenn sie sich in Ausbildung befinden, fatal auswirken. Betroffene haben zudem Mühe das Alltagsleben zu meistern, da es ihnen nicht gelingt, die nötige Struktur aufrechtzuerhalten. Ich denke dabei an einen jungen Studenten, der bis zum Wegzug aus dem Elternhaus einigermaßen zurechtkam. Er zog in eine Wohngemeinschaft und eckte dort ständig mit seinen Mitbewohnern an, weil er vergaß, die ihm zugewiesenen Aufgaben zu erledigen. An der Universität fühlte er sich verloren und konnte sich keinen vernünftigen Stundenplan zusammensetzen, was zur Folge hatte, dass er immer seltener die Vorlesungen besuchte und so den Wissensstoff auch nicht bewältigen konnte. Das Selbstwertgefühl dieses jungen Mannes sank auf den Nullpunkt.

Häufig wird auch ein ausgesprochenes Zögern und Zaudern bei anstehenden Verpflichtungen beobachtet, wie sich dies typischerweise beim folgenden Patienten, von Beruf Unternehmensberater, zeigte. Er ist bei seinen Kunden sehr beliebt, weniger jedoch beim Arbeitgeber. Trotz Hilfestellung seiner Sekretärin und fortwährenden Mahnungen seines Chefs war er mit den Spesenabrechnungen jeweils Monate in Verzug.

Die **Hyperaktivität** des Kindesalters verschwindet häufig im Erwachsenenalter. Ein Teil der Patienten bleibt allerdings motorisch unruhig, fühlt sich wie unter Strom und kann sich nicht entspannen. Beim Beobachten fällt auf, dass diese Menschen ihre Hände nicht ruhig halten können: Entweder trommeln sie mit ihren Fingern auf der Tischplatte oder suchen sich ein «Spielzeug»: Brotkrümel, eine Papierserviette, einen Bleistift ... Auch Beine und Füße sind ständig in Bewegung. Diese Patienten sind für ruhige Aktivitäten ungeeignet, sind schnell gelangweilt und brauchen ständig Anregung und Betrieb. Eine sehr häufige Klage ist das Gefühl einer quälenden inneren Unruhe und die Unmöglichkeit, längere Zeit ruhig irgendwo zu verweilen. Je nach sozialem Umfeld kann dieses Verhalten sehr störend sein und dem Betroffenen viel Kritik einbringen.

Häufig unerwähnt bleiben die **hypoaktiven** Patienten. Diese Menschen leiden unter ihrer Antriebslosigkeit, dem Mangel an Eigeninitiative und ihrer Wortkargheit und versinken in einer Welt der Tagträume. Solche Patientinnen und Patienten ziehen sich oft von gesellschaftlichen Aktivitäten zurück.

Erwachsene mit einer ADHS können eine starke **Impulsivität** aufweisen. Diese Patienten reagieren aus dem Moment heraus, ohne sich über die Konsequenzen Rechenschaft abzulegen. Es werden impulsiv Entscheidungen getroffen, unnötige Käufe getätigt, sie sind flatterhaft und häufige Partnerwechsel sind keine Seltenheit. Impulsiv Betroffene sind ungeduldig, können schlecht warten – Probleme im Straßenverkehr sind häufig die Folge: Das Nichtbeachten roter Ampeln, eine schnelle impulsive Fahrweise und das Ausrasten gegenüber andern Autofahrern führen zu vielen Verzeigungen und Strafzetteln.

Eine niedrige Frustrationstoleranz und eine mangelhafte Impulskontrolle führen häufig zu Wutausbrüchen, die nicht situationsgerecht sind und anschließend bei den Betroffenen massive Schuldgefühle auslösen. Die mangelhafte Selbstkontrolle führt zu Konflikten inner- und außerhalb der Familie. Impulsiv Betroffene haben zudem einen regelrechten Rededrang und mischen sich gerne in Gespräche ein, was für sie nicht unbedingt von Vorteil ist.

Zu den Kernsymptomen der Unaufmerksamkeit, Hyperaktivität und Impulsivität gesellen sich häufig **emotionale Störungen.** Wie bei Kindern mit einer ADHS besteht auch im Erwachsenenalter eine affektive Labilität mit starken Stimmungsschwankungen, die zum Teil rasch und innerhalb kurzer Zeit wechselt. Öfters wird berichtet, dass mit zunehmendem Alter die Hochgefühle ab- und die Tiefs zunehmen. Allerdings haben Patienten mit ADHS im Gegensatz zu solchen mit endogener Depression durchaus die Fähigkeit zu kurzdauernder Steigerung der Lebensfreude bei entsprechenden äußeren Anlässen.

Das Schlafbedürfnis bei ADHS-Betroffenen fällt sehr unterschiedlich aus. Einige kommen mit wenig Schlaf aus, andere wiederum brauchen sehr viel Schlaf, mehr als Nichtbetroffene derselben Altersgruppe. Interessant in diesem Zusammenhang ist der Umstand, dass hoher Kaffeekonsum Betroffene meistens eher ruhiger und schläfriger werden lässt.

Es besteht eine hohe Komorbiditätsrate (Häufung von Begleiterkrankungen). Depressionen werden am häufigsten diagnostiziert, aber auch Angststörungen, bipolare Störungen und Zwangserkrankungen kommen vor.

Gefühle von Unzufriedenheit, Lustlosigkeit, Langeweile, ein vermindertes Selbstwertgefühl aufgrund einer ADHS werden nicht selten mittels Drogen und Alkohol kompensiert, respektive es erfolgt zum Teil eine fatale Selbstmedikation.

Allen ADHS-Betroffenen gemeinsam sind eine ausgeprägte Reizoffenheit, eine hohe Empfindsamkeit und eine emotionale Überreagibilität (= Neigung zur emotionalen Überreaktion).

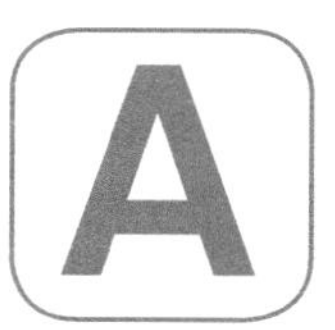

Wir fühlen uns anders

Einleitung

In meiner Arbeit mit ADHS-Patienten werde ich immer wieder mit Aussagen wie: «Ich fühle mich immer irgendwie nicht dazugehörig», oder «Ich komme mir vor, als käme ich von einem anderen Stern», und «Ich wurde zum Außenseiter abgestempelt», konfrontiert. Ich stellte mir die Frage, wie es zu diesem «Sich-anders-Fühlen» kommt.

Liegt es an der Aufmerksamkeitsproblematik? Zum Teil sicher, aber nicht nur, denn gerade betroffene Erwachsene haben sich oftmals Strategien zugelegt – zulegen müssen –, um mit ihrer Desorganisation, Ablenkbarkeit, Unpünktlichkeit und Vergesslichkeit ihr Leben im Alltag in den Griff zu bekommen. Dies ist jedoch häufig mit einem zum Teil enormen Aufwand verbunden, vor allem dann, wenn keine Medikation eingesetzt wird.

Sind es die so oft geschilderten Stimmungsschwankungen? Auch das ist eine mögliche Erklärung: Wir wissen, dass kleinste Vorkommnisse diese Menschen von einer Stimmungslage in eine andere versetzen können. Das Schema «himmelhoch jauchzend, zu Tode betrübt» ist typisch für ADHS-Betroffene. Für das Umfeld ist dieser Umstand kaum nachvollziehbar, und Nichtbetroffene reagieren mit Unverständnis. Es verwundert daher nicht, wenn ein Gefühl des «Andersseins» aufkommt.

Das allein macht es aber immer noch nicht aus. Kennzeichnend für ADHS-Betroffene ist vielmehr ihre Hypersensibilität. Sie reagieren empfindlicher, emotionaler, haben eine «dünnere Haut» und sind reizoffener. Es spielt keine Rolle, ob es sich dabei um tatsächliche Ereignisse handelt oder um innere Bilder, z.B. Tagträume, welche

Emotionen auslösen. Bei hypersensiblen Menschen werden alle fünf Sinne stärker beansprucht: Sie sehen mehr, sie hören mehr, sie riechen mehr, sie schmecken mehr, sie tasten mehr. Und häufig ist auch der sechste Sinn, die Intuition, stärker beansprucht – sie spüren mehr. Selbstverständlich gibt es hypersensible Menschen ohne ADHS, in meiner Erfahrung sind aber ADHS-Betroffene durchwegs hypersensible Menschen. Es ist ihnen nicht gegeben, unwichtige Reize zu ignorieren oder herauszufiltern. So kommt es nicht selten zu einer Reizüberflutung, alles wird zu viel, und nur durch bewusstes Ausklinken können diese Menschen wieder zu sich selber finden bzw. zur Ruhe kommen. Es besteht allerdings ein Zusammenhang mit der Störung der Aufmerksamkeit: Reize werden von den Betroffenen auch als Stimulus empfunden, und diese brauchen die Betroffenen, um funktionieren zu können. Wahrlich ein Teufelskreis! Auf einer Gesellschaft macht es Spaß, mit ihnen zusammen zu sein; es sind begeisterungsfähige Menschen, sie sprühen vor Ideen, für jedes noch so verrückte Vorhaben sind sie ansprechbar – bis später gar nichts mehr geht. Sie ziehen sich in völliger Erschöpfung zurück und brüskieren mit ihrem Verhalten ihre Umgebung; oder sie greifen zu Alkohol und Drogen im Sinne einer Selbstmedikation, um sich zu beruhigen, «auf einen normalen Level zu kommen».

«Mein ADHS ist wie Wasser: Manchmal fließt es wie ein reißender Strom und manchmal wie ein ruhiger Bach», sagt ein 27-jähriger Patient. Es ist die Folge der Intensität der Gefühle, die ADHS-Betroffene nicht unter ihrer Kontrolle haben und nicht regulieren können. Das macht sie «anders», wobei die wenigsten ADHS-Betroffenen gerade diesen Anteil ihrer Persönlichkeit missen möchten, sie empfinden ihr Leben eigentlich bunter und reicher, nur der Preis dafür ist hoch, man fühlt sich nicht gerne anders, möchte von seinen Mitmenschen verstanden und akzeptiert werden.

Lila, eine 50-jährige Frau, schrieb mir, nachdem sie die ADHS-Diagnose ihren Angehörigen und Freunden mitgeteilt hatte:

«Ich war so glücklich, endlich verstehen zu können, warum mein Verhalten seit jeher so anders war. Ich fühlte mich wie neu geboren und voller Tatendrang, wollte offen sein mit den Menschen, die mich bisher so akzeptiert hatten und mochten, vertrauensvoll erklären, warum ich sie des Öfteren vor den Kopf stoßen konnte, ärgerte oder überraschte. Das Resultat stimmte mich traurig. Denn während ich ihnen vorher als originell, speziell und doch liebenswert erschien, kam jetzt plötzlich – und da bin ich mir sicher – eine seltsame Stimmung auf. Eine Krankheit ist nicht mehr originell und scheint weniger Anspruch auf Geduld und Verständnis zu haben.»

Die Hypersensibilität ist häufig bereits im Kindesalter vorhanden, denn für die ADHS-Diagnose müssen ja bereits während der Kindheit relevante Symptome aufgefallen sein.

Eine selbst betroffene Mutter berichtet mir dazu Folgendes:

«Als unsere Buben klein waren, sind wir mit ihnen in den Ferien immer an denselben Ort in Italien gefahren, in ein kleines Familienhotel mit Schwimmbad am Meer. Unser Ältester hat ADHS, und wir hatten zunächst die Erfahrung gemacht, dass Reisen in eine ungewohnte Umgebung für ihn und für den Rest der Familie zur Qual wurden. Jede Veränderung machte ihn nervös und noch zappliger als er sowieso schon war. Wenn sich noch Übermüdung einstellte, war die Katastrophe perfekt: Er wurde jähzornig, tobte und schrie herum, schlug und kratzte seinen zwei Jahre jüngeren Bruder, den er sonst heiß liebte. Zweimal solche «Ferien» genügten uns. Deshalb schauten wir uns um und suchten die «ideale Unterkunft». Im ersten Jahr war unser Feriendomizil noch die große Unbekannte. Aber das Wasser im Schwimmbad wirkte auf Andreas beruhigend, und wenn das Wetter mal nicht mitmachte (was selten der Fall war) und der Strand nicht lockte – das Schwimmbad war ja da. Acht Jahre lang fuhren wir jeden Sommer an den gleichen Ort, niemand verstand uns: ‹Was, schon wieder dorthin. Wollt ihr nicht etwas Neues entdecken?› ‹Nein, danke. Es ist gut so.›»

Dieses Beispiel zeigt, wie sehr hypersensible Menschen von äußeren Bedingungen abhängig sind. Kinder reagieren besonders überempfindlich, aber auch Erwachsene können durch atmosphärische und andere Reize die Kontrolle verlieren und impulsiv reagieren.

Wir sprechen von Wahrnehmungen, Sinneseindrücken, Emotionen, Gefühlen und Affekten und meinen, dass es sich dabei um klar definierbare Begriffe handelt. Namhafte Wissenschaftler wie Damasio, LeDoux, Ciompi, Roth, Barkley und viele andere befassen sich in der Hirnforschung mit den neurophysiologischen und neuropsychologischen Grundlagen der Entwicklung des Bewusstseins. Heute geht man davon aus, dass eine gegenseitige Beeinflussung zwischen Zentralnervensystem und Körperorganen stattfindet und den Menschen und dessen Persönlichkeit bildet. Emotionen können nicht von Wahrnehmungen, Erinnerungen und Gedanken getrennt werden. Ebenso besteht eine Wechselwirkung zwischen Emotionen und Aufmerksamkeit, und diese beeinflussen wiederum unser Verhalten zusätzlich: Es besteht sozusagen ein Abhängigkeitsverhältnis zwischen unseren Gefühlen und unseren Erkenntnissen, in der Fachsprache spricht man vom Zusammenhang zwischen Emotion und Kognition.

Das Gehirn ist das komplexeste menschliche Organ. Unsere Fähigkeiten, Leistungen und wahrscheinlich auch die «Seele» lassen sich heute zum großen Teil aufgrund von biochemischen Stoffwechselvorgängen erklären. Unser Denken, Empfinden, Erinnern, Fühlen, Lernen, das Bewusste und auch Unbewusste sind in unserem Gehirn nach physiologischen Gesetzmäßigkeiten programmiert, codiert und biochemisch abgespeichert. Anatomisch gesehen ist das Gehirn ein komplexes Netzwerk aus schätzungsweise 100 Milliarden Nervenzellen, die wiederum unter sich etwa 1000-mal durch spezielle Übertragungsstellen, die sogenannten Synapsen, verbunden sind. Unser Gehirn benötigt 20 % unserer Körperenergie in Form von Sauerstoff und Blutzucker, das heißt es ist auf eine ununterbrochene Blutzufuhr angewiesen. Dieses unvorstellbar riesige Netzwerk von Gehirnzellen ist teilweise anatomisch, teilweise funktionell in verschiedene Areale aufgeteilt. Das heißt in einzelnen Abschnitten werden spezifische Steuerungsaufgaben übernommen. Im so genannten kognitiven Gehirn finden Wahrnehmungen, Aufmerksamkeit, das Denken, Vorstellen und Erinnern statt. Diese exekutiven Hirnareale haben mit Planung, Vorbereitung und Kontrolle von Handlungen zu tun, wobei die Übergänge fließend sind.

Der dazu notwendige Informationsaustausch erfolgt in komplizierten Regelkreisen; die einzelnen Informationen von einer Zelle zur anderen werden dabei im Bereich der Synapsen durch Überträgerstoffe vermittelt.

Das komplexe System wird dadurch noch differenzierter und leistungsfähiger, indem nicht nur ein, sondern mehrere Dutzend verschiedener Neurotransmittersysteme zur Verfügung stehen. Noch sind deren Funktionen lang nicht alle erforscht. Es kann aber vereinfacht gesagt werden, dass unter Ausschluss aller äußeren Faktoren, die natürlich ebenfalls eine wichtige Rolle spielen, letztlich all unser Denken, Fühlen und Handeln primär von intakt funktionierenden Neurotransmittersystemen abhängt.

Die Menge der zur Verfügung stehenden Neurotransmitter beeinflusst die Aktivität der Hirnleistung, diese wiederum lässt sich indirekt an der Hirndurchblutung messen. Mit anderen Worten: Eine verminderte Hirnaktivität, z.B. wegen Neurotransmittermangel, wird sich durch einen geringeren Energieverbrauch äußern, d.h. die Durchblutung dieser Areale ist schwächer als bei normaler Hirnaktivität. Neue bildgebende Verfahren, PET («Positron Emission Tomography») und SPECT («Single Photon Emission Computed Tomography»), können heute die Aktivität bestimmter Hirnregionen sichtbar machen.

Die bei der Aufmerksamkeitsdefizitstörung beeinträchtigten Fähigkeiten lassen sich nun ebenfalls durch diese erwähnten Untersuchungsmethoden sichtbar machen und lokalisieren. Menschen mit einer ADHS-Problematik zeigen im Bereich der sog. Stammganglien und im Frontalhirn eine geringere Hirnaktivität als Kontrollpersonen ohne ADHS. In diesen Regionen sind vorwiegend die Neurotransmitter Dopamin und Noradrenalin vorhanden. Neueste Untersuchungen weisen darauf hin, dass bei ADHS-Betroffenen eine verminderte Dopaminaktivität besteht. Eine cerebrale Übererregbarkeit bzw. Hypersensibilität sowie eine Störung der Impulskontrolle und als Folge davon eine verstärkte Ablenkbarkeit und verminderte Aufmerksamkeit lassen sich durch diese verminderte Hirnstoffwechselaktivität erklären.

Hypersensibilität oder hohe Sensitivität, was ist damit gemeint? Die emotionale Überflutung durch eine erniedrigte Reizschwelle kann dazu führen, dass man einer Folge aufsteigender Gefühle ausgeliefert sein kann. Es ist aber auch die Fähigkeit, sich in andere einzufühlen, eine intuitive Begabung, die Befindlichkeit anderer sowie Situationen vorauszuspüren. Eine solche Gefühlswelt, die so intensiv und ungebremst abläuft, führt unweigerlich zu einer besonderen Verletzlichkeit. Solche Menschen sind empfindsamer, verletzlicher, in einer ständigen inneren Anspannung. Dies ist ein anstrengender Zustand, der nach Abhilfe verlangt. Je nach Ausprägungsgrad und je nach individueller ADHS-Symptomatik wird dabei jeder Einzelne anders reagieren. Wer zu großer Ablenkbarkeit neigt, wird sich in Tagträume flüchten, um Herr über die Flut der Gefühle zu werden. Gefühlsausbrüche mit Wut und Zorn wird man vor allem bei impulsiven Leuten finden (bei Kindern häufiger als bei Erwachsenen); bei ausgeprägter emotionaler Instabilität kann es zu «unerklärlichen» dysphorischen (= verstimmten) bis hin zu depressiven Verstimmungszuständen kommen.

Es sind nicht nur jahrelange Misserfolge, die bei ADHS-Betroffenen zu einem geringen Selbstwertgefühl führen; gerade die emotionale Überreagibilität (= die erhöhte Ansprechbarkeit auf von außen kommende Reize) und, damit einhergehend, die (Angst vor) Überreaktion, das «Anderssein», trägt dazu bei, dass Betroffene eine geringere Selbstachtung oder ein niedrigeres Selbstempfindungsgefühl haben. Dies ist gemäß meiner persönlichen Erfahrung mit ADHS-Patienten ein immer wieder sich wiederholendes Thema, dessen Aufarbeitung von dringlicher Notwendigkeit ist.

Die erhöhte Sensibilität wird in einer für ADHS spezialisierten Praxis alltäglich beobachtet und Aussagen, wie sie dieser 47 jähriger Patient über seine eigene Wahrnehmung in der Welt empfindet, sind nicht selten: «Ich liebe es den Menschen, die mir begegnen zuzulächeln, wenn ich sie begrüße. Sie lächeln zurück und das macht mich glücklich. Ein gutes Gefühl kommt auf, es wird mir warm ums Herz.

Egal, ob es sich um eine Frau auf der Straße handelt, oder einem Mitarbeiter im Büro oder eine Nachbarin, ich lächle und in 90 % der Fälle wird mein Lächeln zurück erwidert. Ich werde deswegen oftmals nicht verstanden, meine Frau meint, ich flirte (wenn es eine Frau ist), bei meinen Mitarbeitern erwecke ich den Eindruck den Clown zu spielen. Mein alter Chef hat mich «Sonnenschein» schlechthin genannt und mein Vater sprach oft von mir als den «Prinzen» und nur weil ich meine Umgebung im Vorbeigehen anlächelte!

Ich beginne den Tag und wünsche mir, dass man mich anlächeln möge, darum mache ich den ersten Schritt.

Früher hatte ich überhaupt kein Selbstvertrauen, ich war wie ein Chamäleon, das je nach Situation seine Farbe wechselte, ich konnte und kann mich in die Menschen und ihre Gefühlswelt einfühlen und dementsprechend mit ihnen reden. Es kommt oft vor, dass mir Menschen vieles anvertrauen und das, obgleich ich keine Fragen stelle. Für mich gibt es kein «Nein», alles ist möglich. Während meiner Kindheit musste ich viele Niederlagen erdulden, heute nicht mehr, das Lächeln und auf den anderen Zugehen ist zu meiner zweiten Natur geworden.

Nur gerade ein Lächeln und ich bin glücklich...»

Ein weiteres Beispiel ist das nachfolgende E-Mail:

«Liebe Frau Ryffel,

... nach dem heutigen Gespräch habe ich Ihre Praxis mit einem seltsamen Gefühl verlassen. Da ich nicht weiß, ob es daran liegt, dass ich zurzeit mal wieder extrem sensibel bin, oder doch etwas anderes der Grund ist, möchte ich Sie direkt fragen:
Liegt es daran:
- dass ich die Rechnung noch nicht bezahlt habe
- dass Sie nun zusätzlichen Ärger mit meiner Krankenkasse haben
- dass ich Ihnen aus mir unbekannten Gründen – das Gefühl vermittle, Sie auf irgendeine Art und Weise auszunutzen
- dass von Ihrer Seite aus ein Problem im Arzt-Patienten Verhältnis besteht Typisch ADHS kaue ich natürlich nun die ganze Zeit da-

rauf herum... Ich wünsche Ihnen noch einen schönen und sonnigen Tag!

Herzliche Grüße,»

Falls es sich um einen Einzelfall handeln würde, hätte ich dieses E-Mail nicht erwähnt. Ich will damit nicht sagen, dass es an der Tagesordnung steht, dass meine Patienten mit mir unzufrieden sind, sondern dass es sich wie der Patient treffend selber feststellt um die immer wiederkehrende extrem hohe Sensibilität handelt, die begreiflicherweise das Leben zu leben nicht unbedingt erleichtert. Es kommt aber noch etwas anderes hinzu: zwar habe ich wirklich nichts gegen diesen Patienten, ganz im Gegenteil, er ist mir besonders sympathisch, aber ich war am besagten Tag etwas müde, da ich gerade von einer längeren Kongressreise zurückgekommen war, das Gefühl, dass etwas «anders» war, hatte mein Patient richtig gespürt.

Mit einem Fragebogen zur Sensibilität nach der amerikanischen Psychologin Elaine N. Aaron habe ich zusätzlich Erfahrungen gesammelt und meine Hypothese, dass zwischen ADHS und Hypersensibilität ein wichtiger Zusammenhang besteht, bestätigt gesehen. Allerdings ist zu beachten, dass dieser Fragebogen bisher nicht wissenschaftlich untersucht wurde. Zur Kontrolle habe ich den Fragebogen selbstverständlich auch Nichtbetroffenen vorgelegt und immer wieder festgestellt, dass diese dabei viel weniger auffallen.

Die Frage stellte sich mir, wie kann ich dieses «Anderssein» dem Leser, ob Betroffener, Angehöriger oder Fachkollege, näher bringen? Ein Lebenslauf sagt nur wenig aus über diese besondere Art des «Anders-in-der-Welt-Seins» – und ich wollte meine Patienten zu Worte kommen lassen, es nicht nur bei der Theorie belassen oder einen fiktiven Fall vorstellen. Wie erstaunt war ich nun, beim nochmaligen Lesen der Lebensläufe, Briefe oder Tagebuchnotizen meiner Patienten auf eine wahre Fundgrube zu stoßen. Sehr viele können nämlich in Worte fassen, wie es sich anfühlt, ADHS-Betroffener zu sein. Dabei ist ein buntes, unverfälschtes Kaleidoskop entstanden, welches, so hoffe ich zumindest, einen Eindruck der Gefühlswelt dieser ganz besonderen Menschen vermitteln kann.

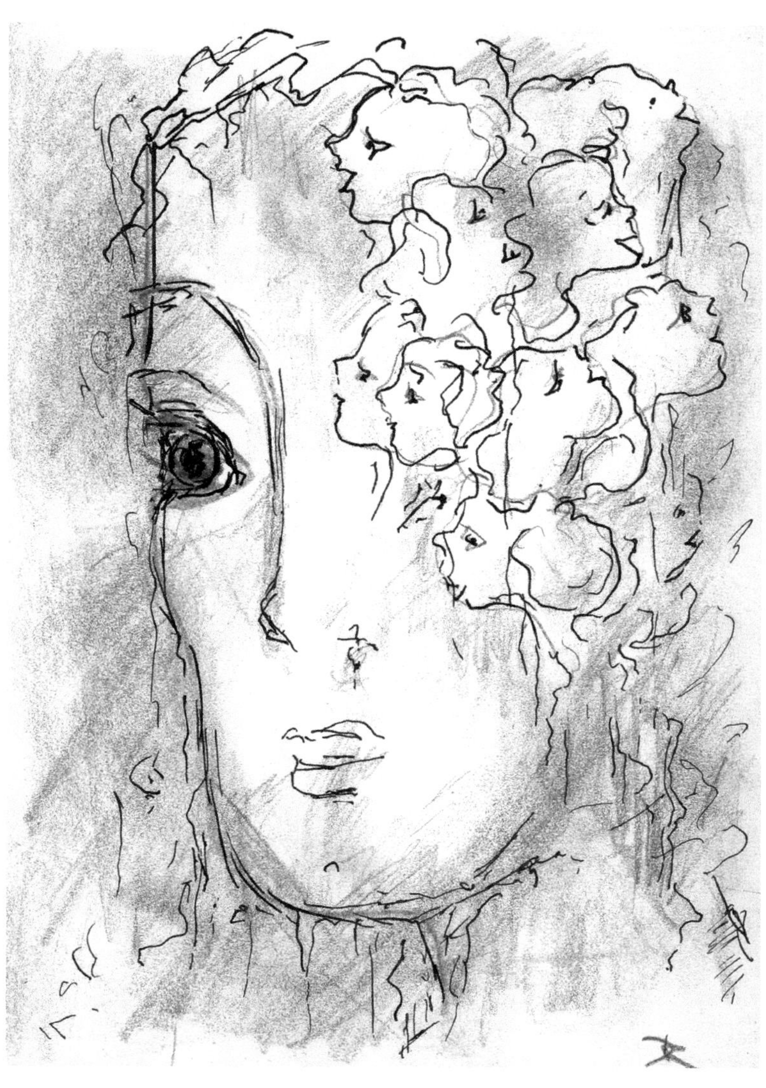

Gedanken und Gefühle

Fragebogen zur Sensibilität
(nach der amerikanischen Psychologin Elaine N. Aaron)

Name: Datum:

Beantworten Sie die Fragen mit richtig (r) oder falsch (f).	**r/f**
01. Ich bin mir dessen, was in meiner Umgebung in der Luft liegt, häufig bewusst.	
02. Stimmungen anderer Leute beeinflussen mich.	
03. Ich neige dazu, sehr empfindlich auf Schmerz zu reagieren.	
04. Ich habe an arbeitsreichen Tagen das Bedürfnis, mich ins Bett oder in einen verdunkelten Raum zurückzuziehen, um so vor der Reizüberflutung zu fliehen.	
05. Ich reagiere sehr empfindlich auf koffeinhaltige Getränke.	
06. Ich werde leicht überw.ltigt durch grelles Licht, starke Gerüche und grobe Stoffe.	
07. Ich habe ein reiches und vielfältiges (komplexes) Innenleben.	
08. Ich fühle mich unbehaglich bei Lärm.	
09. Ich bin durch Kunst oder Musik tief bewegt.	
10. Ich bin ausgesprochen gewissenhaft.	
11. Ich erschrecke leicht.	
12. Ich gerate in Panik, wenn ich in kurzer Zeit viel zu erledigen habe.	
13. Wenn Menschen sich in ihrer Umgebung unbehaglich fühlen, spüre ich, was zu tun wäre, damit sie sich besser fühlen (z.B. das Licht oder die Sitzordnung zu verändern).	
14. Ich werde ärgerlich, wenn ich angehalten werde, zu viele Dinge aufs Mal zu erledigen.	
15. Ich versuche krampfhaft, keine Fehler zu machen oder Dinge nicht zu vergessen.	
16. Ich verzichte auf gewalttätige Filme oder Fernsehsendungen.	
17. Ich fühle mich unangenehm erregt, wenn um mich herum zu viel Betrieb ist.	
18. Hunger führt bei mir zu einer ausgeprägten Reaktion; meine Konzentration und meine Stimmung werden negativ beeinflusst.	
19. Veränderungen in meinem Leben erschüttern mich.	
20. Ich erlebe und genieße Dinge, die gut riechen oder schmecken, Musik und Kunstwerke.	
21. Ich versuche mein Leben so zu organisieren, dass ich knifflige und überw. ltigende Situationen vermeide.	
22. Wenn ich bei Prüfungen oder Aufgaben beobachtet werde, bin ich so aufgeregt oder zittrig, dass meine Leistungen schlechter ausfallen als üblich.	
23. Als Kind wurde ich von meinen Eltern oder Lehrern als ein empfindliches oder scheues Kind bezeichnet.	

Betroffene kommen zu Wort

1. Stimmungsschwankungen, das störendste Element meiner ADHS

Ich verbringe sehr viel Zeit mit Träumen und Nachdenken über Dinge, die zum jeweiligen Zeitpunkt gar nicht aktuell sind. Auf dem Arbeitsweg, beim Essen oder bei einer langweiligen Tätigkeit kann mir alles Mögliche durch den Kopf gehen. Ich bin immer in Bewegung, und so überbrücke ich die Momente, in denen ich innerliche Ruhe haben könnte. Ich denke nach, was ich im Gespräch mit einem Freund am vorigen Tag noch hätte sagen können. Manchmal baue ich in meinen Gedanken einen ganzen Dialog auf. Ich träume mitten am Tag, z.B. vom letzten Sieg meiner Fußballmannschaft, kürzlichen Erfolgen in der Schule und im Hobby, oder ich freue mich auf zukünftige Pläne. Natürlich haben auch Sorgen und schlechte Dinge Platz in meinem Kopf. Ich habe einmal gelesen, dass ein Mensch dann «tagträumt», wenn er etwas denkt, das nicht in den «Tagesmoment» passt. In diesem Fall habe ich fast ständig Tagträume. Andererseits bin ich im Gespräch mit anderen Mitmenschen meistens voll da, ich bin im Gespräch zwar nicht ausdauernd, aber ich schweife nicht so rasch ab.

Stimmungsschwankungen sind in meinem Leben ein sehr großes Problem. Sie sind das störendste Element an meiner ADHS. Wie erkläre ich es meinen Freunden, dass ich während einem Ausflug ein trauriges Gesicht mache, obwohl ich gar keinen Grund dazu habe? Ich kann nichts dagegen tun. Ich bin manchmal nicht mal fähig, einen ganzen Satz zu sprechen. Und wenn ich in einem solchen Zustand zu sprechen versuche, kommt nichts Gutes heraus. Darum ist es für mich klüger, einmal zu schweigen. Einige Stunden später fühle ich mich meistens wieder normal. Normale Laune habe ich jedoch selten. Wenn ich nicht traurig bin, habe ich normalerweise eine «Super-Laune». Ich habe mir in den letzten Jahren oft überlegt, woher diese Stimmungsschwankungen kommen könnten. Von einer schlimmen Zeit oder einem Erlebnis in der Kindheit? Oder kommt es gar von einer Art innerlicher Unzufriedenheit? Ich konnte es mir nicht erklären.

Manchmal bin ich ziemlich aufbrausend, da trete ich gegen das Mobiliar und schmeiße Gegenstände durch den Raum. Mein Zimmer ist sichtbar gekennzeichnet von meinen Wutausbrüchen. Ich muss die Energie herauslassen, die sich in mir aufstaut. Das tut mir gut. Wenn ich das nicht kann, verschlimmern sich später meine Stimmungsschwankungen. Es ist schon oft passiert, dass ich mich am Tag nach einem schlimmen Wutausbruch richtig zufrieden und selbstsicher gefühlt habe.

Warum bin ich häufig so müde? An Tagen, an denen ich ausreichend geschlafen habe, bin ich total schlaff. An einem freien Sonntag zu Hause trinke ich dann dauernd Kaffee, doch der scheint meinen Zustand komischerweise noch zu verschlimmern. Meine Müdigkeit kann ich mir nicht erklären.

Ich bin sehr leicht ablenkbar. Wenn ich etwas lese und jemand führt ein paar Meter neben mir ein Gespräch, dann habe ich große Mühe, in einem Text den Satz fertig zu lesen und zu verstehen. Außerdem muss ich die Zeilen immer wieder mehrmals lesen. Sonst bekomme ich den Text gar nicht mit, da ich mit offenen Augen träume.

Es gibt viele alltägliche Sachen, die ich an mir sehe und die in Büchern über ADS erwähnt wurden. Ich wechsle beim Fernsehen häufig den Sender, beim CD-Abspielen das Lied. Ich kann freie Zeit nicht sinnvoll nutzen. Ich zahle meine Rechnungen normalerweise erst ab der ersten Mahnung, meine Bankbelege lege ich erst ab, wenn sich ein richtiger Berg davon angesammelt hat. Ich schiebe Dinge auf die lange Bank.

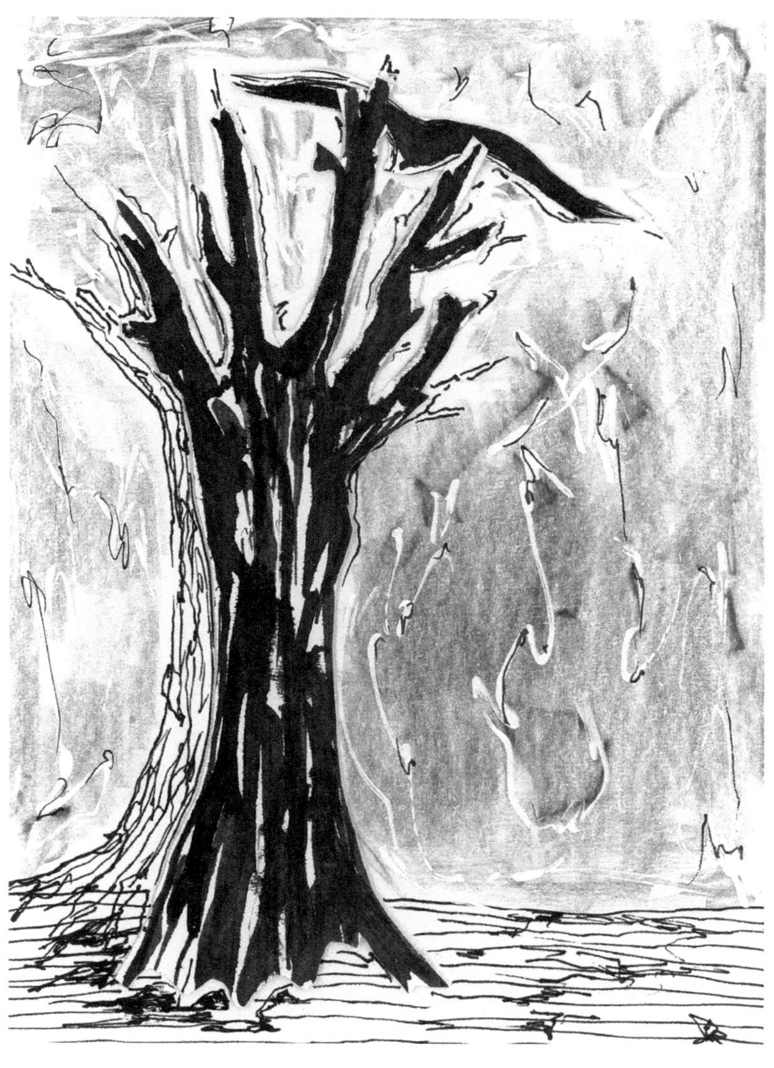

Sturmmöve

Ich weiß genau, dass ich eine kluge Person bin, die eigentlich sehr viel erreichen könnte. Doch ich habe weder in der Schule noch in der Lehre mein volles Potenzial ausgeschöpft. Ich war nie ein fleißiger Schüler. Hätte ich mich angestrengt oder wenigstens für meine Verhältnisse normale Leistungen erbracht, würde ich heute ein ganz anderes Leben führen. Tatsache ist aber, dass ich durch irgendetwas in meinem Leben gebremst wurde.

2. Meine Denkweise entspricht nicht den allgemeinen Erwartungen

In meinem Leben ist es mir bei verschiedenen Gelegenheiten aufgefallen, dass meine Denkweise, mein Vorstellungsvermögen und meine Auffassungsgabe nicht dem «Standard», dem Durchschnitt oder den allgemeinen Erwartungen entsprechen.

Im Allgemeinen wird davon ausgegangen, dass sich Männer sehr stark auf die Ausnutzung der Fähigkeiten der logischen, realen, messbaren und mathematischen Denkvorgänge beschränken. Die kreativen, bildhaften und gefühlsbetonten Denkmöglichkeiten werden jedoch nur schwach genutzt oder verkümmern.

Ich hatte nun immer den Eindruck, dass ich diesem Grundmuster wenig entspreche. Die schulischen Leistungen waren zwar in den mathematischen Fächern immer massiv besser. Mit Auswendiglernen tat ich mich immer schwer, z.B. beim Erlernen einer Fremdsprache. Bei längeren Aufenthalten in einem anderen Sprachraum zeigte sich jedoch, dass ich eine Fremdsprache sehr rasch beherrschen lernte, inklusive Übernahme des Akzents und einer zügigen Erweiterung des Wortschatzes.

Ebenso legte ich einerseits einen starken Realismus an den Tag mit einem Hang zur übertriebenen Genauigkeit. Andererseits war ich gleichzeitig aber auch ein ausgeprägter Romantiker mit einem ebenso ausgeprägten Hang zum Sinnlichen. Einerseits empfand ich Essen primär als notwendiges Übel und Zeitverlust, habe ich jedoch genügend Zeit, so kann ich mich einer kulinarischen Köstlichkeit in gefühlvoller Umgebung genüsslich hingeben.

Ich bin der Auffassung, dass ich ein und denselben Eindruck «getrennt», sowohl mit der einen als auch mit der anderen Hirnhälfte, aufnehmen und verarbeiten kann und bei Bedarf die Bilder vernetze und dadurch zu einem sehr umfassenden Bild komme, welches mehrere Blickwinkel gleichzeitig beinhaltet.

Meine Jugend liegt in einer Zeit, wo es noch keinen Fernseher gab oder später dann höchstens schwarz-weiß. Was in der heutigen Zeit dem Fernsehfilm entspricht, war damals das Hörspiel am Radio. Ich bin wohl damals nicht viel weniger vor dem Radio gesessen als heute vor dem Fernseher. Die Hörspiele erzeugten jedoch genauso farbige Bilder in meiner Vorstellung und es ist mir schon öfters passiert, dass ich bei einem Film den Eindruck hatte, dass meine Fantasie die bedeutend farbigeren und inhaltreicheren Bilder produzieren würde als der gezeigte Film.

Ähnlich habe ich auch eine gewisse Vorliebe für Schwarz-Weiß-Fotografien. Ich habe noch immer das Beispiel einer eindrücklichen (romantischen) Abendstimmung im Hochgebirge vor meinen Augen. Von dieser Szene bekam ich später von verschiedenen Leuten Fotos zu sehen, wobei mir die Schwarz-Weiß-Aufnahmen gegenüber den farbigen den bedeutend größeren Eindruck machten und meiner Meinung nach die damalige Stimmung auch viel besser wiedergeben konnten.

In all diesen Fällen ist die Anregung der Fantasie und der bildhaften Denkfähigkeit offensichtlich viel eindrücklicher als die fixe Vorgabe durch ein fertiges, starres Farbbild, welches sich nur auf die exakte Wiedergabe einer Momentaufnahme beschränkt.

Es passiert mir regelmäßig, dass ich bei Diskussionen oder an Sitzungen zunächst lange zuhöre. Wird dabei eine neue Idee oder ein neuer Zusammenhang erklärt oder diskutiert, über den ich mir bisher noch nie Gedanken gemacht habe, so dauert es bei mir auffallend viel länger, bis ich die Zusammenhänge überblicke und verstehe. Oft stelle ich dann in solchen Situationen eine Frage, welche von meinen Gesprächspartnern als dumm oder einfältig angesehen wird, da ihre Gedankengänge schon beim übernächsten Denkschritt sind. Die Verarbeitung neuer Gedanken und Eindrücke läuft langsam, das Resultat ist jedoch dann von hoher Qualität. Es passiert mir deshalb des Öfteren, dass ich eine halbe Stunde später nochmals zum Gesprächspartner zurückgehe, da ich inzwischen auf Ideen oder Lösun-

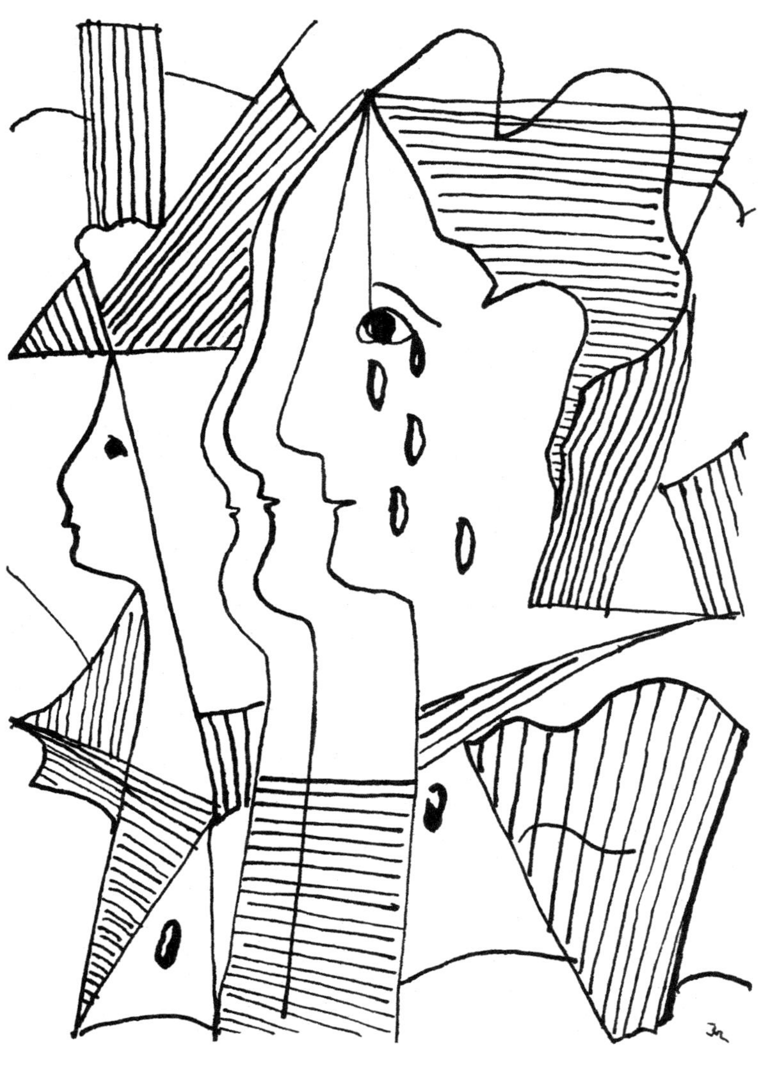

tränselig

gen gekommen bin, welche ich während der Sitzung noch nicht klar vor mir hatte.

Habe ich mich jedoch auf ein Thema vorgängig vorbereitet und aktiv oder im Hintergrund alles durchgedacht, dann passiert genau das Umgekehrte. Mehrstufige Schlussfolgerungen, die für mich dann offensichtlich sind, werden von meinen Gesprächspartnern erst erkannt, wenn ich die einzelnen Gedankenschritte und die Vernetzung schrittweise erkläre.

Diese Denkprozesse laufen offensichtlich auch im Hintergrund weiter, sei es während des Tages oder aber auch nachts im Schlaf. In meiner Tätigkeit als Programmierer ist es mir mehrmals passiert, dass ich an einem Tag ein Problem anging und alle Fakten für eine Problemanalyse zusammentrug, ohne zunächst eine Lösung zu finden. Am nächsten Morgen beim Aufwachen lag die Problemlösung dann ausgereift und durchdacht vor und ich brauchte sie nur noch in die Tat umzusetzen. Dieser Vorgang hat als solches mit ADS wohl nichts zu tun, die Fähigkeit, eine Aufgabenstellung von vielen Seiten gleichzeitig zu betrachten und Gedankenfolgen sehr präzise zu führen und zu vernetzen, jedoch schon.

Ich habe den Eindruck, dass meine ADS die Abläufe der Denkprozesse einerseits stark verlangsamt, dass diese jedoch präziser und vielschichtiger ablaufen, und dass dabei die verschiedenartigen Möglichkeiten, welche das Gehirn anbietet, auch besser ausgenützt werden.

3. Pfirsiche essen, das war nicht nur eine Qual, sondern eine Folter

Es gab gewisse Dinge, die konnte ich ganz einfach nicht berühren. Schon allein der Gedanke daran, dass meine Haut damit in Kontakt kommen könnte, verursachte bei mir ein Gefühl des Unbehagens und des Ekels. Es schüttelte mich und ich bekam «lange Zähne». Niemand sonst schien dieselben Empfindungen dabei zu haben, und immer wieder erntete ich erstaunte Blicke und Unverständnis, wenn die andern meines Widerwillens und meiner Abscheu gewahr wurden. All diesen Dingen war gemeinsam, dass sie eine für meine Empfindung raue und kratzige Oberfläche hatten. Am Schlimmsten waren unglasierte Gegenstände aus rotem, gebranntem Ton, also Blumentöpfe und Terrakotta-Figuren. Da stellten sich bei mir die Haare auf und ich merkte, wie sich alle meine Muskeln verspannten und zusammenzogen, schon nur, wenn ich mit meinen Händen in die Nähe kam. Und dann gab es noch die Pfirsiche mit ihrer für mich rauen Haut. Und am Schlimmsten war es, wenn ich das in den Mund nehmen und mit meinen Zähnen berühren musste. Pfirsiche essen, das war nicht nur eine Qual, es war eine Folter. Und die andern begriffen überhaupt nichts, sprachen sogar noch von einer pfirsichweichen Haut und konnten nicht verstehen, warum etwas für sie Weiches und Angenehmes bei mir so viel Abscheu und Widerwillen auslösen mochte. Und das Allerschlimmste war der Nüsslisalat (= Feldsalat). Das war wohl das Gemeinste und Widerwärtigste, das man in den Mund nehmen konnte. Ich erinnere mich noch gut an jene Zeit, als der jüngere meiner zwei Brüder eine Phase durchmachte, in der er kaum etwas aß. Er hatte ganz spezielle Vorlieben, was die Speisen betraf. So schwärmte er für alles ungekochte Gemüse. Rohe Kartoffeln zum Beispiel verzehrte er mit Hochgenuss. Und so kam es, dass die Mutter am Mittagstisch immer häufiger Salat servierte. Das wäre ja alles noch gegangen. Ich hatte nie eine große Vorliebe gezeigt für das rohe Grünzeug, und meine Lieblingssalate waren der Russische Salat, den es jeweils am Heiligen Abend gab und der Selleriesalat. Aber das waren seltene Speisen, und normalerweise war der Salat grün. Kopfsalat. Und da gab es diese dunkelgrünen Blätter mit ihrer ebenfalls rauen Oberfläche, die kratzte und biss und dieses widerwärtige Gefühl entstehen ließ, das ich doch so hasste. Und dann kam eines Tages dieser Nüsslisalat, der mich fast umbrachte. Ich konnte diese Blätter einfach nicht in meinem Mund spüren, und ich musste all meine Kraft zusammennehmen, um zu verhindern, dass ich erbrach. Aber tapfer wie ich nun einmal war, überwand ich meine Abscheu und schlang die Sache in mich hinein. Möglichst schnell und möglichst ohne zu kauen. Damit erreichte ich zwar, dass die Verweilzeit im Munde recht kurz war, ich erweckte aber bei den anderen den Eindruck, dass es mit meinem Widerwillen offenbar doch nicht gar so weit her sei und dass ich jedenfalls diesen Salat doch recht gut essen könnte, wenn ich nur wollte, ja dass es möglicherweise nur eine Frage der Zeit sei, bis ich mich nicht nur daran gewöhnt, sondern sogar meinen Gefallen daran gefunden hätte. Und so kam es denn, dass die Salatphase anhielt, und fortan gehörte Salat zum Mittagessen. Und als ob das nicht schon genug wäre, erklärte mein Bruder den Nüsslisalat zu seinem Lieblingssalat, und es kam mir so vor, als ob dieses so schlimm zu essende Grünfutter immer öfter bei uns auf den Tisch käme. Und ich kämpfte mit ihm meinen stillen Kampf, Mittagessen für Mittagessen. Es schien mir damals keine Speise so abstoßend und widerwärtig wie dieser Nüsslisalat. Nicht einmal Lebertran, den wir im Winter vor jedem Mittagessen mit dem Suppenlöffel einnehmen mussten, erschien mir so schlimm. Jahrelang ging das so weiter, und nie kam mir in den Sinn, mich einmal zu weigern, Salat zu essen. Ich gehorchte und war brav und aß bzw. schlang. Jahre später war es, als es einmal Polenta gab. Das war etwas Neues und Ungewohntes für uns Kinder und wir hatten diesen gelben Brei alle nicht gerne. Aber bei meiner kleinen Schwester erlebte ich nun auf einmal etwas völlig Neues: Sie saß vor ihrem Mais und begann so herzzerreißend zu weinen und schluchzen, dass ihr am Schluss nicht nur die Polenta erlassen, sondern dass sie sogar noch getröstet wurde. Da brach für mich eine Welt zusammen und ich erkannte die für mich vernichtende Logik, dass wer sich bemüht, am Ende bestraft, und wer sich weigert, am Ende belohnt und getröstet wird. Diese Erkenntnis tat weh. Das alles war so ungerecht. Ich war verzweifelt und konnte niemandem davon erzählen, denn keiner begriff, was da vor sich ging. Und wenn ich es doch wagte, dieses Unrecht nur schon sachte zu erwähnen – ein Unrecht, das ich viel lieber herausgeschrien hätte – dann erntete ich Tadel und Vorwürfe und man schalt mich, weil ich mit der kleinen Schwester kein Mitgefühl hätte, ja mich sogar an ihren Tränen womöglich ergötzen würde. Ich habe diese Logik nie verstanden, und erst viel später, im Konfirmandenunterricht, machte ich die Erfahrung, dass es da offenbar schon viel früher andere gegeben hatte, denen dasselbe widerfahren war und die es auch nicht begriffen hatten. In jenem Gleichnis von Jesus und den zwei Frauen, bei dem die eine sich abmüht für den Gast, während die andere nur faul dasitzt und plaudert. Und am Ende bekommt nicht nur die faule Plauderin das Lob, nein die Arbeiterin wird noch ausgelacht und verspottet. Und da das Ganze von Jesus berichtet wird, muss es doch wohl damit seine Richtigkeit und Ordnung haben. Nur ich verstand das alles nicht. Auch die Sache mit den zwei Brüdern, wo sich der eine abmüht und es zu Nichts bringt und der andere, der einfach nur fromm da hockt, dem gelingt alles und der wird gelobt. Was wundert's, wenn am Ende der Fleißige so verzweifelt und so wütend wird, dass er seinen faulen Bruder umbringt? Ich habe das alles nie verstanden. Erst viel, viel später dämmerte mir ganz zaghaft die Einsicht, dass da etwas passiert, was mit Logik nichts zu tun hat, etwas was über dem Verständnis ist, etwas, das durch alle Anstrengung nicht erzwungen werden kann. Aber bis dahin war noch ein sehr weiter Weg. Und ich war erst ganz am Anfang. Ich musste wohl noch viel deutlicher spüren, wie groß all die Ungerechtigkeit um mich herum war. Ich erinnere mich noch gut an die vielen kleinen Episoden, bei denen ich mich immer und immer wieder bemühte, lieb zu sein und bei denen es am Ende dann doch falsch herauskam. Aufwand und Ertrag standen gleichsam immer wieder in einem so krassen Missverhältnis, dass ich mich immer häufiger zu fragen begann, welchen Sinn es denn eigentlich machte, dass ich mich bemühte und mich anstrengte, wenn es dann am Ende doch nur schlecht herauskam. Und dennoch hörte ich nicht damit auf. Immer und immer wieder gab ich mir Mühe und immer und immer wieder ging es daneben. Wie bei Sisyphus. Und ich hörte die Parolen und die Sprichworte: «Wo ein Wille ist, ist auch ein Weg», «ehrlich währt am Längsten», «ohne Fleiß kein Preis», und ich glaubte fest daran, dass es damit seine Richtigkeit habe. Und ich hielt zäh an diesem Glauben fest, auch wenn ich ständig wieder neu die Erfahrung machte, dass es sich im Leben anders verhielt. Irgendetwas war in mir, eine tiefe Überzeugung, dass es nicht anders sein darf. Eine Ahnung von einer Gerechtigkeit, die am Ende bleibt, und in der sich schließlich alle Ungereimtheiten auflösen würden. Mit zunehmender Dauer wurden die Frustrationen häufiger und die Verzweiflung stärker. Das Selbstvertrauen schmolz dahin und am Ende fragte ich mich immer häufiger, was denn das Ganze solle, warum ich überhaupt noch auf dieser Welt sei. Ich hatte oft Zeiten, in denen ich mich dann meiner Traurigkeit und meiner Verzweiflung hingab, in denen ich mir so leidtat. Aber auch das war ja schlecht. Selbstmitleid, das hatte man doch nicht zu haben. Das klang so schwach, so weich, so schlapp. Schwachkopf, Weichei, Schlappschwanz. Nicht einmal sich selber trösten war gestattet, das war ja schon fast Selbstbefriedigung. Härte war angesagt.

4. Mit ADHS leben: Bestandesaufnahme eines Betroffenen

In vielerlei Hinsicht mögen wir ADS-ler als beschränkt wahrnehmungsfähig gelten. Das stimmt bis zu einem gewissen Grad; da die Mehrheit dessen, was wir «Gesellschaft» nennen, aus Nicht-Betroffenen besteht, gibt sie eine Prioritätenliste vor, die an unserem Wesen zumindest teilweise vorbeizielt. Ich denke an alles sich Wiederholende, Geordnete, Regelmäßige auf der einen Seite. Auf der anderen steht unsere moderne Lebensart, in der die Lebenswelt des Einzelnen in Teilwelten zersplittert wird und sich nur in kurzen Abständen formiert. Das setzt Planung voraus. Damit haben wir per se ein Problem. Fristen, Termine und längere Projekte sind die Schlaglöcher und das Glatteis auf unserem Lebensweg.

Doch was gibt es nicht alles zu entdecken – vor allem an den Wegrändern und Rabatten! Wer freut sich über den Spatz auf dem Balkon, auf die Bewegung des Blattes im Wind, kullernde Kinderaugen, für Sekunden im Tram erhascht? Wir von der ADS-Partei natürlich. Was anderen entgeht, die feinen Details des Daseins, die Spinnfäden, der Hauch des Schönen im Alltäglichen, wir nehmen es wahr, für einen Augenblick vielleicht nur, aber trotzdem. Wir funktionieren ähnlich wie ein Radio, das gleichzeitig alle Sender empfängt. Das führt oft zu einem Durcheinander der Gedanken und Äußerungen, kann aber völlig überraschende Kombinationen hervorbringen.

Ich habe oft die Erfahrung gemacht, dass ich anders wahrnehme als meine Mitmenschen. Ich assoziiere anders, meine Gedankenwelt baut auf einer Logik, die mich in den Erklärungsnotstand treiben kann. Genauso wie sich meine Mitmenschen über meine deplatzierten Äußerungen aufregen, staunen sie über meine «guten» Einfälle. Für mich haben sie denselben Ursprung. Die Schwierigkeit besteht darin, zwischen Denken und Aussprechen zu entscheiden, ob meine Idee, mein Gedanke in der Welt der «Erbsenzähler» ankommt. Meistens ist mein Mund schneller.

5. Ich verliere mich in Tagträumen

Häufig verliere ich mich in Tagträumen und ärgere mich anschließend über die verplemperte Zeit. Ich stelle mir vor, ich erwache aus einem Traum. Ich finde mich allein und komme mir verlassen vor. Die Menschen, die ich mag und die mir nahe stehen, verschwinden langsam vor meinen Augen. Plötzlich ist gar nichts mehr da außer mir. Nicht einmal ein Hauch von einem Wind ist zu hören oder zu spüren. Ich bin auf mich alleine gestellt. Niemand will mir helfen. Und die Angst steigt langsam meinen Nacken empor. Ich werde ganz blau und falle vor Schreck hin. Ich strecke die Hände aus, als möchte ich die Luft spüren können. Es zerreißt mich vor Entsetzen. Meine Augen werden von Sekunde zu Sekunde größer. Auf einmal hat sich ein dunkler Schleier um mich gebildet. Ich sehe nichts mehr. Mühsam und mit zitternden Händen versuche ich mich auf meinen schon wunden Knien vorwärts zu tasten. Es gelingt mir nicht. Es scheint mir, als würde mich etwas zurückbinden. In der Verzweiflung schreie ich mit letzter Kraft, wo sind alle geblieben, hört mich denn niemand? Es bleibt totenstill. Nichts rührt sich, es wird mir schwarz vor Augen. Ein letzter verzweifelter Hilferuf scheitert kläglich. Mein Mund bewegt sich kaum noch, meine Lippen sind total ausgetrocknet. Meine Glieder bereiten mir Schmerzen. Es fällt mir schwer zu atmen. Ich spüre wie einsam ich bin. Das Gitter der Einsamkeit lässt mich nicht mehr raus.

Ich erwache aus meinen Gedanken. Mir wird langsam wieder klar, dass ich nicht alleine bin. Alle meine Sachen sind noch da. Ich fühle sie, ich nehme sie fest in meine Hand und drücke sie an mich. Ein besonderes Gefühl von Glück steigt in mir auf. Ich bin doch nicht einsam. Ich habe Menschen um mich herum, werde geliebt und geschätzt. Ich fühle mich wie ein König, der alles hat. Plötzlich wird mir klar, dass meine Vision auch Wirklichkeit ist. Jeder Mensch hat einsame Momente. Jeder muss im Innersten mit sich selbst fertig werden. Ich merke, wie schrecklich ungerecht die Welt doch ist. Wie viele Menschen gibt es doch, die niemanden haben, keine Eltern, keine Verwandten, keine Freunde. Ich denke an Drogensüchtige, Aidskranke, Strafentlassene. Wie muss es doch hart sein, völlig alleine dazustehen. Man kann seine Probleme mit niemandem teilen. Ich komme mir schrecklich vor, sogar etwas gemein. Ich habe mir in meiner Fantasie die Angst und die Einsamkeit vorgespielt, und dabei steckt vielleicht die Frau oder der Mann neben mir in der Straßenbahn in diesem Gefängnis der Einsamkeit. Sie versuchen am Gitter zu rütteln, doch nichts tut sich. Ich hingegen kann wieder aufstehen, mich von Neuem freuen und einfach glücklich sein.

6. Ich fühle oft schon vor dem Ansprechen, wie sich mein Gegenüber fühlt

Seit Beginn der Schulzeit wurde ich von meinen Lehrern als hyperaktiver, lauter und schwatzhafter Schüler wahrgenommen, mit Tendenz zur Selbstüberschätzung, was zu einigen Unfällen geführt hat. Mangelnde Konzentrationsfähigkeit, fehlende Aufmerksamkeit und Impulsivität waren Attribute, welche sich während meiner ganzen Schulzeit in meinen Zeugnissen fanden. Bis zur neunten Klasse fiel es mir schwer, mich in die Klasse zu integrieren. Ich galt als Klassenclown und versuchte, mir durch Prahlereien Gehör zu verschaffen.

Da ich während langer Zeit Bettnässer war (bis zur vierten Klasse), wurde ich von verschiedenen Ärzten untersucht. Mein Hausarzt diagnostizierte damals das erste Mal eine Reifungsverzögerung. Er war es dann auch, der mich an einen Kinderarzt weiterwies. Dieser stellte die Diagnose eines POS-Syndroms. Diese Erkenntnis war eine große Erleichterung für meine Mutter.

Nach Beenden der 12. Klasse begann ich eine Lehre als Maschinenmechaniker. Ich schloss meine Lehre mit gutem Resultat ab, obwohl ich offenkundig Mühe mit Mathematik hatte. Ich war froh, diese Zeit endlich hinter mir zu haben, da ich den Job als Mechaniker satt hatte. Ich brauchte eine neue Herausforderung. Im Anschluss an den Militärdienst verbrachte ich mehrere Monate in Sprachschulen in Paris und Cambridge. Dabei verstärkte sich das Gefühl, Gleichaltrigen einen Schritt hinterherzuhinken, da die meisten meiner Mitschüler jünger waren. Daraus entstand der Wunsch, meine Löcher hinsichtlich schulischer Bildung zu stopfen. Ich entschied mich deshalb, die Maturität nachzuholen.

Zum heutigen Zeitpunkt macht mir zunehmend meine Desorganisiertheit zu schaffen. Es fällt mir schwer, Dinge gezielt anzupacken und vor allem fertig zu stellen. Mir ist, als würde ich einen Berg unvollendeter Sachen vor mich herschieben, welcher aufgrund vielfältiger Interessen noch ständig zu wachsen scheint. Wenn ich mich selbst

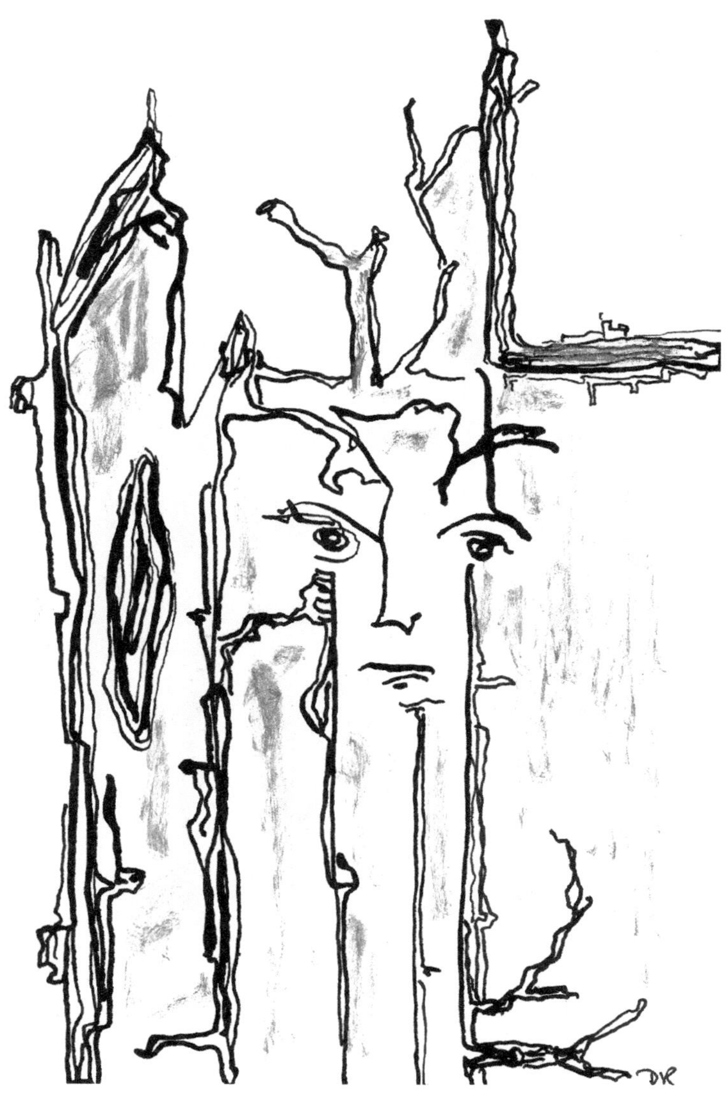

der Kobold

beobachte, stelle ich fest, dass ich ein großes Schlafbedürfnis zu haben scheine. Ich kann z.B. problemlos ein ganzes Wochenende im Bett verbringen, indem ich dort vor mich hindöse. Auch nach der Schule stellt sich eine ständige Müdigkeit ein, welche meiner Empfindung nach weit über das normale Schlafbedürfnis hinausgeht. Was mir außerdem auffällt, ist meine Unsicherheit gegenüber fremden Personen. Gehe ich durch eine Menschenmasse, sehe ich mich mit einer ständigen innerlichen Unsicherheit konfrontiert, der ich mit aufrechter Haltung oder selbstbewusstem Gang zu begegnen versuche. Das Unwohlsein jedoch bleibt.

Schon oft habe ich festgestellt, dass ich offenbar über ein gutes Empfinden für die jeweilige Stimmungslage einer Person oder Personengruppen habe. Ich fühle oft, schon bevor mein Gegenüber mich überhaupt anspricht, wie sich diese Person fühlt. Ich kann dies nicht näher begründen, ich liege dabei in der Tendenz (traurig, angespannt, fröhlich, gestresst etc.) oft richtig, vor allem dann, wenn sich mein Gegenüber zu verstellen versucht. Ich erinnere mich an einige Situationen, in welchen ich eine Person nach ihrem Befinden fragte und diese dann eine nicht richtige Antwort gab, nur um weiteren Fragen aus dem Weg zu gehen. Bei weiterem Nachfragen stellte sich dann aber heraus, dass doch nicht alles der eben gegebenen Antwort entsprach. Ich habe dazu noch ein weiteres Beispiel: Ich war eine längere Zeit krank. Als ich dann wieder zur Schule gehen konnte und das Klassenzimmer betrat, fiel mir augenblicklich die angespannte Stimmung auf, obwohl die meisten schwatzten oder sich anderweitig beschäftigten. Meine erste Frage an meinen Pultkameraden war, ob es eine Probe geben würde. Er bejahte dies und fragte mich, wer es mir mitgeteilt habe, da es eigentlich seine Aufgabe gewesen wäre, mir dies telefonisch mitzuteilen und er es vergessen hatte. Er war dann entsprechend erstaunt, wie ich ihm sagte, dass ich es gleich gefühlt hätte, als ich ins Klassenzimmer trat.

Ich merke auch, dass ich mich auf diese Weise gut in andere Personen versetzen und somit einen ganz anderen Zugang zu ihnen finden kann. Ich wurde mir dessen vor allem im Umgang mit schwierigen Rekruten während meines Militärdienstes in der Funktion als Leutnant bewusst. Ich fand so zu solchen Rekruten Zugang, welche sich meinen Offizierskameraden gegenüber verweigerten und nicht dialogbereit waren. Als Folge dessen waren dann bald alle Problemfälle in meinem Zug vereinigt ...

7. Übergroße Sensibilität

Was mir in meiner Kindheit und auch noch im Erwachsenenleben (ich bin jetzt über 50) große Mühe bereitete, ist der Umgang mit meiner Sensibilität. Das äußert sich einerseits in Dünnhäutigkeit von außen nach innen (intuitives Aufnehmen von Situationen, Gefühlen und Stimmungen und unmittelbare körperliche und seelische Reaktion darauf) und andererseits in einer Dünnhäutigkeit von innen nach außen (große und rasche Verletzbarkeit).

Dies zeigte sich beim Essen so, dass ich extrem langsam aß, oder sogar überhaupt nicht essen konnte, sobald irgendwelche Spannungen in der Luft waren. Schon nach meiner Geburt soll ich sehr lange nicht von der Brust getrunken haben. Gewisse Nahrungsmittel lösen bei mir Übelkeit aus, oft sogar vor allem der Geruch derselben. Gekochte Milch oder Artischocken sind ganz schlimm. Übelriechende Gerüche lösen bei mir einen unkontrollierbaren Würgereiz aus. Das kollektive Impfen in der Schule war ganz schlimm. Der Geruch der Flamme, mit der die Spritze desinfiziert wurde und wohl auch die ganze Stimmung lösten bei mir größtes Unwohlsein aus. Ich litt auch bis zu meinem 20. Lebensjahr unter wiederholtem Nesselfieber mit heftigstem Juckreiz und Erbrechen.

Ebenfalls sehr gelitten habe ich unter meiner Reisekrankheit und dann vielleicht noch mehr unter den Tabletten, die ich dagegen nahm. Die Tabletten setzten mich total außer Gefecht. Als Kind konnte ich mit dem Auto nirgends hinfahren, ohne dass es mir in kürzester Zeit übel war; auch im Zug wurde mir schlecht. Es war so schlimm, dass ich mehrmals alleine zu Hause blieb, wenn wir zu einer Autofahrt eingeladen wurden. Ein Auto besaßen wir nicht. Jetzt, vor allem wenn ich selber fahre, ist es nicht mehr so, außer auf Bergfahrten mit vielen Kurven. Aber auch heute noch wird es mir im Postauto schlecht.

Ein weiteres Problem war die Tatsache, dass ich sehr oft Wasser lösen musste, oft in großen Mengen. Ich wusste aber vorher nicht, wann dies eintreten würde. Heute denke ich, dass es mit der ADS und der übergroßen Erregbarkeit zu tun hat. Eine Reise zu machen war für mich als Kind sicher mit vermehrter Erregung verbunden, ebenso alle Prüfungen, die wir in der Schule schreiben mussten.

Fahrten mit dem Car, in dem es ja früher kein WC gab, oder im Postauto waren für mich sehr qualvoll bis unmöglich. Dasselbe galt auch für die Schulstunden oder für Nächte im Skilager, in denen man das Schulzimmer oder den Schlafsaal nicht verlassen durfte. In der Schule ging ich oft in jeder Pause aufs WC, ebenso später im Kino und im Theater, oft, weil ich musste, aber auch weil ich dachte, auf diese Weise weniger in Not zu gelangen, weil ich ab und zu schon bald nach der Pause bemerkte, dass ich dringend musste.

Die große Sensibilität führte dann auch zu einer erhöhten Selbstwahrnehmung im körperlichen Bereich. Die Tatsache, dass ich die ersten Bewegungen meines ungeborenen Babys schon zwei bis drei Wochen früher wahrnahm als andere Mütter, hat mein Arzt mir schon damals richtig mit erhöhter Selbstwahrnehmung erklärt. Aber anlässlich meines Beinbruchs, als ich 15 Jahre alt war, haben mich die Ärzte zwei Tage lang ausgelacht, als ich sagte, ich hätte große Schmerzen und das Bein sei im Gips drin wieder voneinander gerutscht. Dass sie sich dann, als meine Mutter auf einem erneuten Röntgenbild beharrte, entschuldigen mussten und mich am folgenden Morgen sofort operierten, hat mir nicht viel genützt, umso mehr, als ich als blöde hingestellt wurde, und man mich ausgeschimpft hat, weil ich nicht sofort weg war bei der Narkose.

Die erhöhte Selbstwahrnehmung und «mimosenhafte» Empfindlichkeit führte dazu, dass ich aus Angst, irgendwelche Fehler zu machen, sehr leise sprach und oft gescholten wurde, weil meine Eltern der Auffassung waren, dass ich die Leute, denen wir auf der Straße begegneten, nicht gegrüßt hätte.

Da ich jedes Mal hören musste, dass ich auf den, damals noch teuer bezahlten, Fotos ein lachendes Gesicht machen müsse und mir dies selten gelang, weil man oft lange ruhig stehen musste, wurde auch dies zur Qual.

Ebenso erinnere ich mich noch an den Reigen, den wir als 14-Jährige in der Schule öffentlich aufführen mussten. Mein Vater hat auch dort geschimpft, weil ich ein so «verbissenes», wohl extrem konzentriertes, Gesicht gemacht hätte, statt dem Publikum zuzulächeln.

Ich hatte auch sehr große Höhenangst, Angst auf Leitern zu steigen, Angst, das Gleichgewicht zu verlieren; und auf über 2000 m ü.M. wird es mir so schwindlig, dass ich keine Kraft mehr habe in den Beinen und mich nicht wohl fühle. Turnstunden, Schulreisen und Skilager waren deshalb für mich sehr problematisch.

Beim Schreiben oder Kartoffelschälen und beim Anziehen war ich ebenfalls sehr ungeschickt und langsam mit meinen Fingern und Händen. Immer musste man auf mich warten, was ich auch oft zu hören bekam.

Nicht minder zu schaffen machte und macht mir die erhöhte emotionale Sensibilität. Ich konnte nicht zusehen, wenn sich jemand verletzte oder in Not war. Es wurde mir schlecht. Das ist auch so, wenn ich es nur im Fernsehen sehe.

Ich soll als etwa Sechsjährige auch extrem stark reagiert haben, als mein zweijähriger Bruder sich im WC eingeschlossen hatte und die Türe nicht wieder öffnen konnte. Es hat, soviel man mir später erzählt hat, über eine Stunde gedauert, bis er wieder befreit war. Und ich habe wahrscheinlich mindestens ebenso geweint und Angst gehabt wie mein Bruder selber.

Ich habe sehr oft und schnell weinen müssen, was aber von meinen Eltern und Großeltern nicht akzeptiert wurde. Ich durfte nicht weinen, wenn ich beim Spielen verlor oder beim «Eile mit Weile» [Schweizer Variante des Brettspiels «Mensch ärgere dich nicht»; Anm. d. Bearb.] dreimal eine Sechs würfelte und wieder vorne anfangen musste. Dann haben sie mich ausgelacht.

Ganz schlimm war für mich, wenn ich ausgeschimpft oder ausgelacht wurde. Ausgelacht wurde ich, wenn ich weinte, als ich schon zur Schule ging, wenn ich als letzte noch stehen musste beim Schnellrechnen oder wenn ich etwas Naheliegendes nicht sah oder vergessen hatte. Kettenrechnungen bereiteten mir große Mühe, denn ich konnte die Zahlen nur schlecht behalten und fühlte mich deswegen auch bloßgestellt, galt ich doch als gute Schülerin. Ebenso hat mich ein Lehrer in der Mittelschule einmal sehr brüskiert, als ich voller Überzeugung meine Hand aufhielt, um eine meiner Meinung nach richtige Antwort zu geben und er zu mir sagte, ich hätte nicht aufgepasst, meine Antwort sei falsch. Es war mir nicht bewusst gewesen, dass ich etwas verpasst hatte. Heute weiß ich, dass dies mit der ADS des unaufmerksamen Typus zusammenhing. Damals war ich einfach durch die barsche Reaktion meines sehr geschätzten Lehrers verletzt, der mich schon als Kleinkind gekannt hatte.

Fehler zu machen empfand ich zunehmend als traumatisch, und ich ertrug bald gar keine Kritik mehr und zog mich zurück, wurde deshalb noch ängstlicher. Natürlich litt mein Selbstwertgefühl enorm, hatte ich doch den Eindruck, die anderen könnten alles besser, und ich sei am falschen Ort, gehöre nicht dazu. Mein Leben lang habe ich versucht, mich zu verändern, mich zu verbessern, schneller zu werden und weniger schnell beleidigt zu sein, den Erwartungen der anderen zu genügen.

8. Ich habe große Angst, abgelehnt zu werden

In meinem Leben war ich oft zwischen «Aufgeben und Durchhalten» hin und her gerissen. Ich war von mir aus gesehen nie ein desinteressiertes Kind. Wenn ich aber von Lehrern unter Zeitdruck stand, geriet ich meist völlig aus dem Konzept und bekam Panik, sodass ich blockiert war und überhaupt nichts mehr tat. Das hatte Auswirkungen auf meine Noten. Am liebsten habe ich zugeschaut oder etwas ganz langsam getan. Ich denke, die Leute glauben manchmal, dass ich ernst, faul, dumm, oder jemand bin, der sehr schnell aufgibt und sich nicht anstrengt. Ich selbst finde, dass dies nicht immer wirklich stimmt. Wenn ich bei Arbeiten Zeit hätte, fröhlich zu sein, und mich dabei konzentrieren könnte, hätte ich diese Fähigkeit sicher schon ganz früh genutzt.

Ganz schlecht kann ich zwei Dinge auf einmal tun wie z. B. im Turnen, Tanzübungen und Schrittabfolgen zusammen.

Ich hatte oft sehr große Schwierigkeiten, mit einer Arbeit zu beginnen. Wenn ich aber dann angefangen hatte und alles gut lief, konnte ich nicht mehr aufhören, sodass ich todmüde werden konnte und dann ziemlich unüberlegte Dinge tat. In diesen Situationen regte ich mich über mich und meine Dummheit immer wahnsinnig auf. Wenn ich in der Schule verzweifelt war, behielt ich meine Wut immer in mir, wurde traurig und distanzierte mich immer mehr von meinen Klassenkameradinnen. Ich wurde mit den Jahren immer ängstlicher, zurückgezogener und traute mir fast nichts mehr zu.

Es ist nicht so, dass ich an einem Tag will und an einem anderen Tag nicht, sondern ich kann einfach an gewissen Tagen nicht. Es ist für mich daher auch enorm schwierig einzuschätzen, ob ich etwas kann oder nicht. Denn es gibt Tage, da gelingt mir alles wie ein Wunder und ich bin selbst über meine Fähigkeiten überrascht. Solche Tage machen mich richtig glücklich.

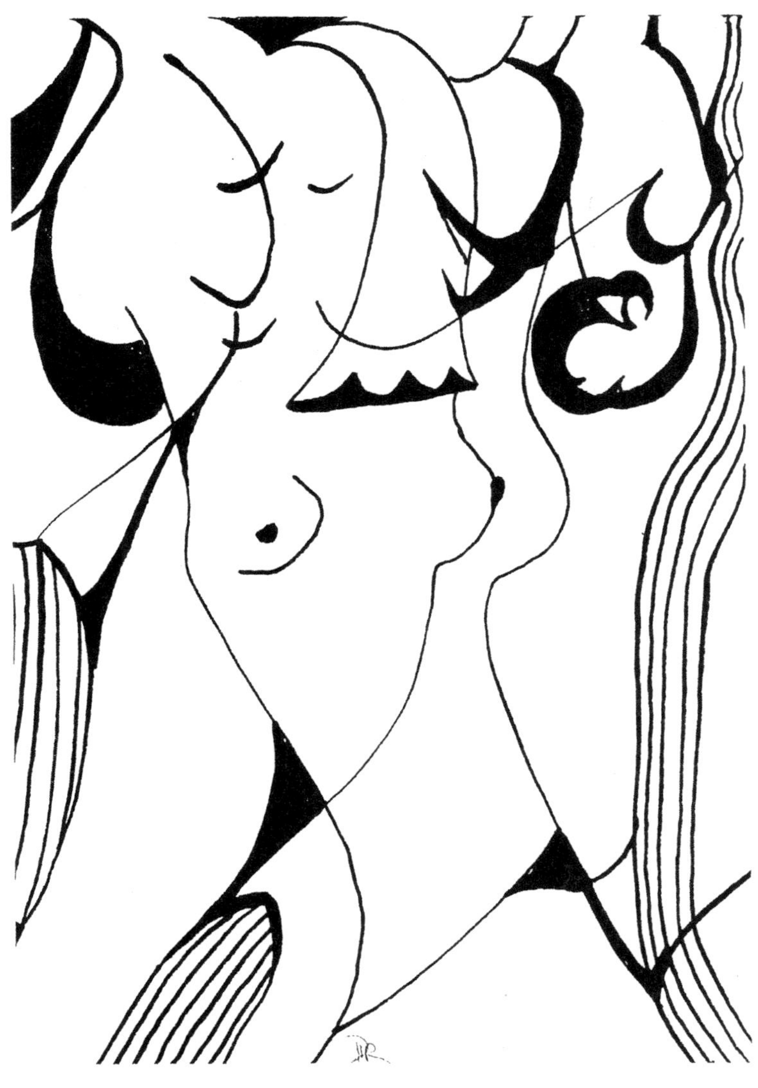

Frauen unter sich

Von außen ist das jeweils schwer erkennbar, ob ich bei der Sache bin oder mit meinen Gedanken abschweife. Deshalb konnte sich niemand vorstellen, weshalb ich von einer Sekunde auf die andere traurig dasaß. Und auch das geschieht nie absichtlich.

Wenn die Leute einfach nicht weggehen wollen, damit ich mich endlich konzentrieren kann, dann bekomme ich heftige Wutanfälle. Wenn ich mich nicht konzentrieren kann, ist auf einmal etwas Wichtiges, das ich mir beispielsweise aufschreiben wollte, plötzlich weg und ich habe Angst, es nie wieder zu finden. In solchen Situationen bin ich so verzweifelt, dass mich niemand versteht. Mein Vater und meine Schwester lachten oft über meine Hysterie und nahmen mich überhaupt nicht ernst.

Ich bin sowieso in vielem unbegabt, doch ich denke meine fehlende Konzentration macht es doppelt so schwierig, besonders, wenn mich eine Arbeit nicht packen oder fesseln kann.

Außerdem geht mir vieles zu schnell. Ich bräuchte mehr Bedenkzeit, um mir klarer darüber zu werden, was eigentlich gesagt oder gemeint war. Wenn ich mir dann zu Hause die Zeit zum Nachdenken nehmen wollte, war es oftmals schon wieder vergessen. Von klein auf war ich in vielen Bereichen zu langsam oder zu spät. Später weiß man dann viele Dinge einfach nicht, weil man es damals schon nicht so schnell begreifen konnte und man sich schon wieder auf das Nächste konzentrieren musste; damit gerieten die neue und die alte Information durcheinander, sodass man sie beide verlor.

Warum ist für mich die gute Laune, das mit «Herz-und-Seele-Dabeisein», eine Bedingung, ohne die es nicht geht, obwohl andere zurechtkommen, wenn es ihnen nur mittelmäßig geht? Wie komme ich mit diesem Stress zurecht, immer gut drauf sein zu müssen? Diesen Sachverhalt möchte ich auch den anderen verständlich machen. Es scheint aber anderen fremd zu sein. Besteht da nicht die Gefahr, noch mehr abgelehnt zu werden? Überfordere ich die anderen nicht, wenn ich mich zu erklären versuche? Erreiche ich nicht das Gegenteil von dem, was ich eigentlich möchte? Ich fürchte, sie denken, ich rede Unsinn. Denn wenn es dann plötzlich doch geht, an einem guten Tag, was ich sonst nicht kann, ist es ja, wie wenn ich gelogen hätte.

Oft habe ich das Gefühl, mich an jemanden anlehnen zu müssen, wie wenn ich seine Aufmerksamkeit als Stütze bräuchte, um selber bei der Sache zu bleiben. Kann ich die anderen so beanspruchen?

9. Eine Berührung kann ich sehr schnell als unangenehm empfinden

Obwohl ich nachweislich unter einer Aufmerksamkeitsdefizitstörung leide, wodurch mir immer wieder wichtige Informationen verloren gehen, muss ich doch sagen, dass ich sehr viel wahrnehme – ja oft viel mehr als mir lieb ist.

Wenn ich bei einer Weiterbildung einen Vortrag höre, bei dem eigentlich alles um mich herum ruhig und konzentriert ist, gibt es dort dennoch vieles, was meine Aufmerksamkeit zusätzlich aufnimmt. Ich habe dann im Nachhinein neben dem Inhalt des Vortrages noch vieles andere wahrgenommen, nicht, weil ich darauf achten wollte. Aber fast jede «Marotte» des Redners oder einer anderen Person, die in meiner Nähe ist, fällt mir zusätzlich auf. Das kann irgendein «Tick», eine sich wiederholende oder auffallende Bewegung oder eine spezielle Wortwahl dieser Person sein. Oft fällt mir auch die Farbe, Passform oder der Zustand der Kleidung anderer auf. Noch stärker bin ich auf etwas fixiert, wenn es dort nicht hingehört, wie z.B. ein verrutschter Träger, ein paar lose Haare, eine Fussel oder Schuppen auf einem dunklen Anzug. Auch irgendeine Auffälligkeit im Gesicht oder an der Figur, ob positiv oder negativ, kann mich ablenken. Bisher habe ich fast nur von Dingen berichtet, die mein Augenmerk auf sich ziehen, aber leider beschränkt sich meine Störung – ja ich empfinde es als Störung für mich und andere – nicht nur auf die Augen. Viele Nebengeräusche vom Redner oder von den Zuhörern, ob Schmatzen, Schnäuzen oder Röcheln, stören mich. Es kann auch eine Klimaanlage, ein Pfeifen in der Heizung oder ein Geräusch von draußen sein. Und wenn es einmal absolut leise und unbewegt um mich herum ist, gibt es verschiedene Geräusche, Empfindungen, Gedanken und Beobachtungen in mir und an mir, die mir keine Ruhe gönnen wollen. Meditieren ist daher sehr anstrengend, fast unmöglich für mich.

Gerüche können mich auch sehr stark beeinflussen, sowohl negativ als auch positiv. Um einen unangenehmen Geruch zu beseitigen, bin ich bereit, viel zu unternehmen.

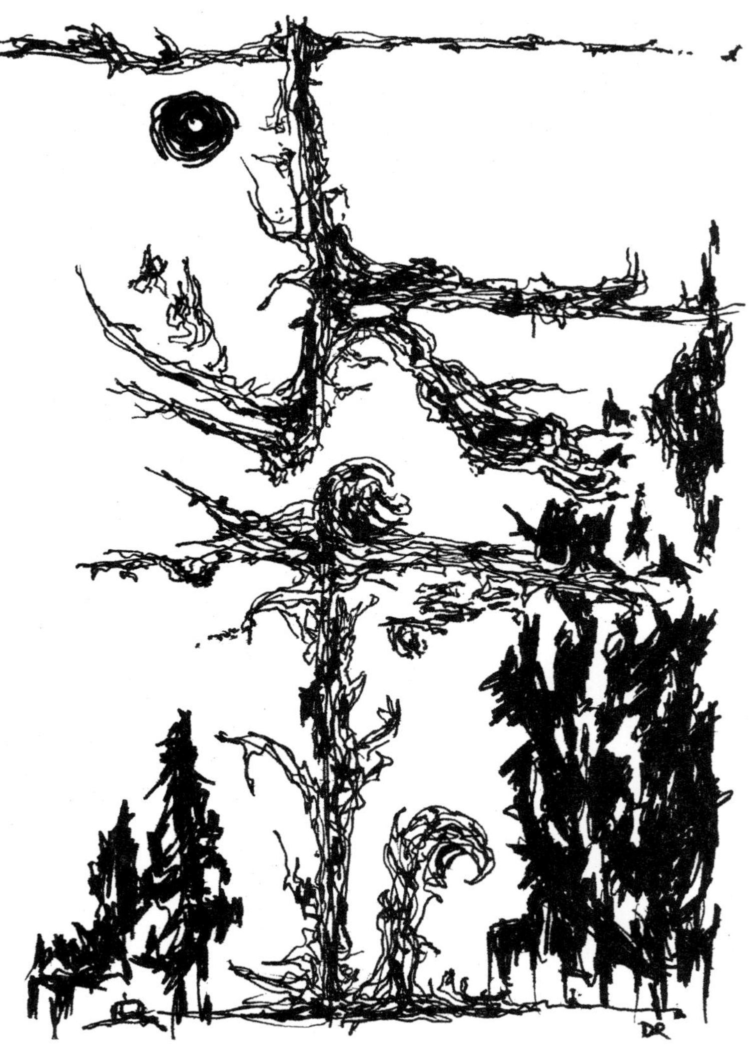

Berührungsängste

Nun sind da noch die Berührungen. Eine Berührung von anderen kann ich sehr schnell als unangenehm empfinden, besonders wenn sie eintönig wird oder irgendetwas Störendes dazwischen kommt. Dies beeinflusst auch meine Sexualität sehr negativ, denn eine Störung von außen oder innen kann meine Erregung schnell erlöschen lassen. Allgemein habe ich in der Sexualität wenig Ausdauer und Muße, und selten stimmen für mich alle Rahmenbedingungen. Alle Sinnesfunktionen sind bei mir übermäßig stark ausgeprägt und machen mir das Leben schwer ...

Ungeduldiges, liebloses, nicht wertschätzendes Verhalten anderer mir gegenüber kann mich tief verletzen und mich lange quälen. Laut Aussage meiner Mitmenschen reagiere ich oft überschießend und interpretiere ihr Verhalten gegenüber mir zu Unrecht negativ. Ich selber bin schon seit frühester Kindheit sehr zapplig, aufbrausend, störend, eigensinnig und ungeduldig. Und gerade diese Eigenschaften stören mich bei anderen auch!

10. Ich habe mich immer wie ein Wolf in einer Welt von domestizierten, dressierten und gezüchteten Hunden gefühlt

Liebe Frau Dr. Ryffel

Herzlichen Dank für die Vorträge und Literaturangaben. Einige Argumente mehr, meine eigene Betroffenheit nun auch offiziell anzuerkennen. Eigentlich habe ich es irgendwie schon gewusst, aber auch irgendwie ein bisschen ignoriert. Zusammen mit den Problemen meines Sohnes (meiner Söhne?) ist es an der Zeit, mich diesbezüglich zu outen. Ich merke auch, wenn es einen Namen hat, ist es weniger schlimm. Angefangen bei meiner Unfähigkeit drei Wörter fehlerfrei zu tippen, was mir niemand glauben will. Hier spüre ich gut, dass es mir kaum gelingt, meine Aufmerksamkeit ausreichend aufrechtzuerhalten, bzw. bei der Sache zu bleiben und nicht schon zwei Sätze weiter zu sein. Wenn ich im Zoo die Affen beobachte, fühle ich eine gewisse Verwandtschaft mit ihnen; wie sie unruhig, ständig auf dem Sprung vom einen zum anderen gehen. Ich habe mich schon immer wie ein Wolf in einer Welt von domestizierten, dressierten, gezüchteten Hunden gefühlt. Tief in mir verachte ich die Sesshaften und Krämer. Es kam vor, dass ich mir in meinen Tagträumen eine Katastrophe wünschte, die uns wieder in eine ursprüngliche Lebensweise als Jäger und Sammler zurückkatapultieren würde. Da wäre ich in meinem Element. Ich sage dies auch, weil ich daran herumsinniere, ob sich ADS-Betroffene auf einer entwicklungsgeschichtlich früheren Ebene befinden – sei es dass die neueren Strukturen versagen bzw. nicht genügend aktiviert werden oder dass wir einfach genetische Nachzügler sind, die sich quasi immer noch im Urwald zurechtzufinden suchen ...

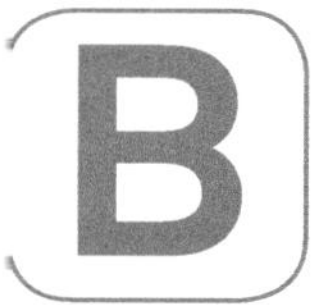

ADHS und Kreativität

Einleitung

Viele Ärzte und Psychologen, welche sich seit Jahren mit der ADHS beschäftigen, sehen einen Zusammenhang zwischen ADHS und Kreativität. Mehr noch: Sie bezeichnen Kreativität als eine der besonderen Fähigkeiten, die ADHS-Betroffene kennzeichnen können. Allerdings sind sich darin nicht alle Fachleute einig. Vor allem Russell Barkley, einer der führenden amerikanischen Forscher auf dem Gebiet der ADHS, ist der Meinung, dass ADHS-Betroffene nicht in der Lage sind zu analysieren, zu synthetisieren und somit Neues zu bilden - kurz: kreativ zu sein. Er führt diese Unfähigkeit zurück auf die vermehrte Reizoffenheit, d.h. auf den Umstand, dass die Betroffenen inneren und äußeren Reizen gegenüber ausgeliefert sind, sowie auf ihre mangelhaft ausgebildete Fähigkeit, irrelevante Reize auszublenden.

Gemäß meiner Erfahrung in der Praxis weisen sehr viele ADHS-Betroffene durchaus kreative Fähigkeiten auf. Der Begriff «Kreativität» umfasst ja nicht nur künstlerische Leistungen, sondern beinhaltet auch wissenschaftliche Entdeckungen, technische Erfindungen und auch die Entwicklung von Problemlösungsstrategien, beispielsweise bei guten (!) Politikern. Es sind solch schöpferische Leistungen, die sich durch ihre Neuartigkeit und Originalität auszeichnen.

Der Begriff Kreativität geht auf das lateinische Wort «creare» zurück, was so viel bedeutet wie «etwas neu schöpfen, etwas erfinden, etwas herstellen». Der Begriff enthält als weitere Wurzel das lateinische «crescere» mit der Bedeutung «geschehen und wachsen». Der schöpferische Prozess entsteht im Zusammenspiel von Begabung,

Wissen, Können, persönliche Eigenschaften, Motivation und Ausdauer sowie – nicht zuletzt – von einem unterstützenden Umfeld. Eine Patientin erzählte mir von ihrem Vater, der als Verdingbub aufgewachsen war. In der spärlichen Freizeit, die ihm zur Verfügung stand, musizierte er auf seiner Blockflöte – eine Tätigkeit, die man ihm erlaubte. Wenn er jedoch an einem Holz schnitzte oder aus Wurzeln eigenartige Gebilde herstellte, hieß es sofort: «Hast Du nichts anderes im Kopf, es wartet noch so viel Arbeit auf Dich, nun geh schon und lass den Unsinn!» Der arme Mann beziehungsweise Bub wuchs in einer Umgebung auf, die seinem kreativen Potenzial nicht Rechnung trug.

Kinder sind bekannt für ihre Fantasie, die kaum Grenzen kennt. Letzthin beobachtete ich meine Enkelin beim Puppenhausspiel: Aus einem flachen Holzklotz wurde kurzerhand ein «bequemes» Kissen, auf dem sich die Oma hinlegen konnte. Nur eben, was Kindern noch fehlt, sind Kenntnisse, Fertigkeiten und Erfahrungen. Eine kreative Schöpfung ist nicht nur originell und fantasiereich, sie bedarf auch einer gewissen Qualität, die man nur dann erreicht, wenn man das jeweilige Handwerk über Jahre erlernt hat. Anders ausgedrückt: Eine Spitzenleistung oder eine kreative Schöpfung gelingt nur durch intensives Üben. Neugierde, Offenheit, Experimentierfreudigkeit sowie Motivation, immer weiter zu üben oder zu forschen, hängen oftmals davon ab, ob man als Kind das Glück hatte, gefordert zu werden. Ausdauer und Beharrlichkeit sind nicht unbedingt angeborene Eigenschaften – verständnisvolle Eltern, welche spezielle Begabungen bei ihren Kindern entdecken und entsprechend fördern, sind notwendig, damit Letztere eventuell später etwas Neues erschaffen zu können.

Kreativität auf hohem Niveau erfordert in der Regel jahrelange konzentrierte Arbeit. Eine spezielle Begabung mag eine Voraussetzung sein, jedoch «ohne Fleiß kein Preis» oder wie ich es irgendwo einmal gelesen habe: «Wer übt, begabt sich selber».

Bei den Kreativen ist der Arbeitsrhythmus ritualisiert, das heißt, die kreative Arbeit ist auf einen regelmäßigen Wechsel angewiesen: Die konzentrierte Arbeit und der kreative Prozess werden von kürzeren oder längeren Pausen unterbrochen, in einem ganz eigenen individuellen Rhythmus.

ADHS-betroffene Menschen sind wie alle kreativen Menschen im Allgemeinen ungewöhnlich sensibel für alles, was sie sehen, hören, berühren, riechen und schmecken. Kreative Menschen nehmen nicht nur alles intensiver wahr, sie sind auch flexibler im Umsetzen ihrer Wahrnehmungen. Dazu bedarf es aber auch origineller Ideen und der Fähigkeit, assoziativ zu denken und zu analysieren, um schließlich Neues zu kreieren. Kreative Prozesse werden, so nimmt man heute an, unbewusst vorbereitet, sie entstehen auf dem Boden einer ausgeprägten Intuition. Etwas wird wahrgenommen und einfallsartig entsteht ein Gedanke, eine Idee, ganz von selbst und nicht im Voraus geplant.

ADHS-Betroffene sind reizoffen, hypersensibel, originell, intuitiv veranlagt. Ob sie diese Ressourcen produktiv umsetzen, hängt jedoch von zahlreichen weiteren Faktoren ab. Kreativität wird ermöglicht durch die Projektion unseres Inneren nach außen. Der kreative Prozess setzt voraus, dass man sich mit seinem Wissen bzw. seinen Lebenserfahrungen auseinander setzt und bereit ist, Neuem Platz zu machen. Ein innerer Dialog muss stattfinden, bei dem die Aufmerksamkeit frei zwischen Realität und Fantasie pendeln kann. Nur so wird es möglich sein, auf Gedanken, Ideen und Vorstellungen zu stoßen, die möglicherweise etwas Innovatives beinhalten. Ein Patient, dessen Frau sich darüber aufregt, wenn er einfach nur «herumsitzt» (anstatt z.B. seinen Pflichten im Haushalt nachzugehen), hat es so formuliert:

> «Ich kann auch aktiv sein, wenn ich still auf einem Stuhl sitze. Es kommen mir dabei ‹ungesteuert› Gedanken in den Sinn, die aber Einfluss auf mein Leben ausüben. Denn eine neue Richtung, eine Veränderung kann sich anbahnen, ohne dass es sicht- oder messbar sein muss.» Dazu Luc Ciompi: «Die Unsicherheit ist der Motor und der Garant allen Fortschritts: Der ambivalente Mensch kann auf die Idee kommen, einmal beide in Frage kommende Möglichkeiten auszuprobieren. Auf diese Idee kommt der Sichere nicht». *(Ciompi, 1988, S. 41)*

Dieser Prozess ist vielen ADHS-Betroffenen bekannt, nur scheitern sie häufig an der Umsetzung. Zu viele Ideen, eine regelrechte Ideenflut wird hinderlich sein, wenn sie nicht kanalisiert bzw. auf ein bestimmtes Ziel hin gerichtet werden kann. Kreatives Denken kann auf jedem Gebiet stattfinden. Die Begabung entscheidet mit oder ohne ADHS, ob der eine dichtet, der andere malt, ein Dritter Musik macht, technisch begabt ist und neue Maschinen erfindet oder wissenschaftlich tätig ist und zu neuen Forschungsergebnissen kommt.

Gerhard Roth sagt zu Recht: «Kreativität ist eine Gratwanderung zwischen zu viel und zu wenig Assoziativität. Viele kreative Menschen sprudeln vor Ideen, und der Schritt zum ‹Spinner› ist oft klein, und häufig genug fällt es schwer, zwischen Hochkreativen und ‹Verrückten› zu unterscheiden. Umgekehrt gibt es einen gleitenden Übergang zwischen korrektem Vorgehen, Pingeligkeit und Ordnungsfanatismus. Viele Personen, die heute als kreativ gelten, hatten Ideen oder taten Dinge, die von ihren Zeitgenossen als verrückt angesehen wurden; umgekehrt wurden Menschen berühmt, weil sie hartnäckig (‹perseverierend›) Dinge weiterdachten oder vorantrieben, bei denen die meisten längst aufgegeben hätten.» (Roth, 2001, S. 186)

Wir dürfen aber auch die äußeren Umstände nicht außer Acht lassen: Jeder Mensch wird von der Umwelt beeinflusst und beeinflusst die Umwelt, je nach Qualität und Quantität seiner Leistungen. Ein rigides Elternhaus oder ein stures Schulsystem wirkt auf kreatives Potenzial blockierend. Wie Hermann Hesse geschrieben hat: «... wir lebten unter einem strengen Gesetz, das vom jugendlichen Menschen, seinen natürlichen Neigungen, Anlagen, Bedürfnissen und Entwicklungen sehr misstrauisch dachte und unsere angeborenen Gaben, Talente und Besonderheiten keineswegs fördern oder gar ihnen zu schmeicheln bereit war.» (Bucher et al., 2002, S. 9)

Es ist die Kunst eines Therapeuten, brachliegendes kreatives Potenzial zu entdecken und zu fördern. ADHS-Betroffene arbeiten zumeist unkonzentriert, sind nicht so recht bei der Sache, schieben alles auf die lange Bank, bis sie ihre spezielle Begabung entdecken bzw. wieder entdecken. Durch die ebenfalls vorhandene Fähigkeit zum Hyperfokussieren sind sie dann oft zu außerordentlichen schöpferischen Leistungen fähig. Das «Ich» strebt nach Selbstverwirklichung, also nach Freiheit. Doch seit der Geburt steht es unter dem Zwang der Verhältnisse, dem Umfeld, dem man zugehörig ist, sei dies die Familie, die Gesellschaft oder eine andere Gruppe. Ein Ausbrechen daraus setzt einen Energieaufwand voraus, zu dem nicht alle befähigt sind.

Betroffene mit tiefgreifenden Störungen des Selbstwertgefühls und mit ausgeprägten Stimmungsschwankungen werden es besonders schwer haben, diesen Schritt ohne Hilfe von außen zu vollziehen.

Bei der aufmerksamen Lektüre von Biografien berühmter Persönlichkeiten fallen oft Gemeinsamkeiten auf, die im Nachhinein auf die Diagnose einer ADHS schließen lassen.

Affektive Störungen, Hyperaktivität, Lern- und Schulschwierigkeiten, Nikotin- und Alkoholabusus, Drogenmissbrauch, schwierige familiäre Verhältnisse, konfliktreiche Paarbeziehungen und eine hohe Heredität (Erblichkeit) kombiniert mit einer herausragenden Kreativität finden wir nicht selten unter berühmten Wissenschaftlern, Musikern, Politikern, Malern, Philosophen und Schriftstellern.

Ein Buch über ADHS ohne Erwähnung des «Struwwelpeters» ist nicht vollständig: In dem bereits 1847 veröffentlichten Kinderbuch des Frankfurter Psychiaters Heinrich Hoffmann werden die ADHS-Symptome vortrefflich beschrieben: Wer kennt sie nicht «Die Geschichte des Zappelphilipps» oder «Die Geschichte vom Hans-Guck-in-die-Luft» und vom Paulinchen in «Die gar traurige Geschichte mit dem Feuerzeug». Das für seinen kleinen Sohn bestimmte Buch lässt zusammen mit der Biografie von Hoffmann erahnen, dass er sich als selbst Betroffener und weitere Familienmitglieder auf eine sehr kreative Weise mit den eigenen und in der Familie beobachteten Unzulänglichkeiten beschrieben hat.

«Höllenreise durch mich selbst» heißt die Ausstellung, welche aus Anlass des 125. Geburtstages von Hermann Hesse im Landesmuseum Zürich 2002 stattfand. Lebenslauf, Werk und Biografie dieses großen Schriftstellers weisen nicht nur auf die Zerrissenheit eines Menschen hin, sondern auch oder gerade darum auf Verhaltensweisen, die exemplarisch für einen ADHS-Betroffenen sind. Bereits bei der Lektüre von «Eigensinn macht Spaß» kann man einen Blick hinter die Kulissen werfen und entdeckt Hinweise auf die wahrscheinliche ADHS-Betroffenheit von Hermann Hesse. Es sind Texte aus verschiedenen Werken Hermann Hesses, die Volker Michels zusammengestellt hat, und die einen tiefen Einblick in Hesses Persönlichkeit vermitteln.

Jedem bekannt, nicht zuletzt aufgrund der dreiteiligen Fernsehserie «Die Manns», ausgestrahlt im Deutschen Fernsehen im Jahr 2001, ist der Schriftsteller Thomas Mann. Thomas Mann – ob er selbst betroffen war oder nicht, bedarf noch weiterer Studien – beschrieb in seiner Erzählung: «Unordnung und frühes Leid» in beeindruckender Art und Weise zwei seiner Kinder, Michael und Klaus. Unschwer erkennt man bei beiden Söhnen typische Symptome einer ADHS.

Es würde den Rahmen dieses Buches sprengen, wenn ich noch mehr Beispiele berühmter Persönlichkeiten einbringen würde. Vor allem bei Film- und anderen Kunstschaffenden ist häufig eine ADHS-Betroffenheit anzutreffen. Diese Leute haben jedoch ihre «Defizite» beruflich und künstlerisch kompensiert und gehören somit nur selten zu unseren Praxisklienten.

In meiner Praxistätigkeit lerne ich immer wieder kreative Menschen kennen, so z. B. einen jungen Patienten, der während der Therapie seine schriftstellerische Ader entdeckte. Es würde mich nicht wundern, wenn seine Kurzgeschichten einmal publiziert würden. Ich denke auch an einen anderen jungen Patienten mit einer ausgesprochenen zeichnerischen Begabung, der aber leider die Therapie abgebrochen hat und vorerst lieber seinem Suchtmittelkonsum mit Cannabis frönt.

Exemplarisch möchte ich zwei meiner Patientinnen zu Wort kommen lassen. Eine betroffene Patientin hat, meines Erachtens sehr kreativ, ihren Lebenslauf in einem Gedicht festgehalten. Wie Kreativität produktiv umgesetzt werden kann, soll anschließend das zweite Beispiel aufzeigen. Ich habe bewusst zwei Frauen ausgewählt, denn gerade bei Frauen liegt die Kreativität – bedingt durch unsere Gesellschaftsstruktur – oft im Verborgenen und wird nur durch eine entsprechende Unterstützung (des Therapeuten!) zum richtigen Zeitpunkt ans Tageslicht kommen.

Jede Therapie sollte zum Ziel haben, die potenzielle Kreativität als Ressource in einem Patienten hervorzubringen. Auf diese Art können Defizite kompensiert und ein Mehr an Lebensqualität gewonnen werden.

Betroffene kommen zu Wort

11. Niemand wollte mich verstehen. Meinen Weg musste ich alleine gehen

(gekürzte Fassung)

Nun so höret die Geschichte,
welche ich euch berichte.
Da wurde ich doch fast 35 Jahr
bis mir wurde klar,
dass ich unter ADS leide
und darum Menschenansammlungen meide.
Als Kind wegen Schussligkeit ausgelacht,
oftmals ganz klein gemacht.
Niemand wollte mich verstehen.
Meinen Weg musste ich alleine gehen.
Meine Mutter verließ mich mit fünf Jahr,
weil ich so schwierig war, ganz klar.
Stillsitzen und mich konzentrieren
konnte ich nur schlecht
Das kam der Lehrerin gerade recht.
Ab vor die Türe oder Strafaufgaben
das konnte ich zuhauf haben.
Im Verlaufe der Jahr
ausgefüllt manch Unfallformular,
da ich so tollpatschig war.
Bücher habe ich zuhauf verschlungen
und aufgesogen,
denn sie waren meine Drogen.
In ihnen versank und litt ich,
die Fantasie umhüllte mich.
Oftmals weit weg von der Realität,

manchmal merkte ich es zu spät.
Es hieß dann ich erzähle Märchen und Lügen,
dabei wollte ich sicher kein Leid zufügen.

Sie nannten mich Kauz, Eigenbrötler, Sonderling
Mein Leben damals oft an einem dünnen Faden hing.
Habe mich immer wieder aufgerappelt,
die Kisten um mich noch höher aufgestapelt.
Mit 29 kam die Wende.
Ich nahm mein Schicksal selbst in die Hände.
Mit allerlei Jobs durchgewurstelt,
gekämpft, geflucht, getobt und geweint
Und wenn es noch so unmöglich scheint,
man kann es immer irgendwie schaffen,
auch wenn vor einem riesige Löcher klaffen.
Auch heute mit 35 Jahr holen mich Schübe ein,
wo ich einfach nur dasitz' und wein'.
Jeden Tag was Neues und keine
Langeweile sagt mein Mann,
obwohl er manchmal nicht mit mir
Schritt halten kann.
Meine Kinder lieben mich genauso sehr
und wegen meinen Ausgeflipptheiten
manchmal noch mehr.
Trotz meinem ADS oder gerade deswegen,
hatte ich bis jetzt ein außergewöhnlich
vielseitiges Leben.
Keinen Tag möchte ich davon missen,
das lass ich alle wissen.

12. Die Entstehungsgeschichte einer CD für Kinder

Auch diese Patientin weist eine typische ADHS-Symptomatik auf: In der Schule hatte sie Startschwierigkeiten im Lesen, Schreiben und Rechnen. Oft mit den Gedanken abwesend, konnte sie nicht immer dem Unterricht folgen. Sie hat zwar eine Verkäuferinnenlehre abgeschlossen und eine Kosmetikfachschule absolviert, mit dieser beruflichen Entwicklung ist sie aber nicht zufrieden. Sie hat immer gewusst, dass sie zu mehr in der Lage gewesen wäre; man habe ihr oft gesagt, sie sei intelligent, und sie hat selber häufig das Gefühl, weiter und schneller zu denken als andere. Mit den alltäglichen Dingen ist sie ständig überfordert, wechselt von einer Tätigkeit zur anderen und hat am Schluss gar nichts zu Ende gebracht. Sie kann auch nicht Ordnung halten, Routine und langweilige Arbeiten vermeidet sie oder schiebt diese vor sich her. Wenn viele Menschen miteinander reden, hat sie Mühe, sich zu konzentrieren, und statt am Gespräch teilzunehmen, klinkt sie sich aus. Bei belanglosen Gesprächen ist sie oft innerlich blockiert und empfindet es als anstrengend «gute Miene zum bösen Spiel» zu machen und freundlich zu bleiben. Überhaupt kann sie recht eigensinnig sein, auf ihrer Meinung beharren und diese lautstark zum Ausdruck bringen. Technik und Musik sind ihre Hobbys. Wenn sie ein neues Projekt in Angriff nimmt, vergisst sie alles um sich herum und ist für niemanden ansprechbar. Diese hochsensible Patientin, die bei der leisesten Kritik in Tränen ausbricht und sich ständig mit Selbstvorwürfen plagt, hat nun die einmalige Chance wahrgenommen, ihre Musikleidenschaft professionell umzusetzen.

Sie beschreibt dies wie folgt:

> Technik ist etwas, das mich schon immer interessiert hat. Wir, mein Mann und ich, machen beide Musik und singen. Und so haben wir uns im Untergeschoss unseres Hauses ein kleines Studio eingerichtet mit vielen Knöpfen und Lichtern. Und wenn mein Mann nicht mehr weiter weiß, ruft er nach mir. Ich habe alle Anleitungen minutiös studiert und weiß bestens Bescheid. Technik ist also meine kleine Leidenschaft.

Da ich meinen Gesangsunterricht unbedingt aufnehmen wollte, habe ich mir einen Mini-Disc-Recorder gekauft. Dieses kleine Ding, nicht größer als eine Hand, kann alles in CD-Qualität aufnehmen. Kein Rauschen, kein Verschleiß – man hört jeden Seufzer glasklar. Auch unsere zwei Buben zu Hause habe ich zwischendurch mit diesem kleinen Wunder-Recorder aufgenommen. Als mein älterer Sohn Kindergartenfreunde zu Besuch hatte, sangen sie voller Elan ein Kindergartenlied, das ich aufnahm. Wir gingen ins Studio und hörten uns dieses süße Pausenlied über die Lautsprecher an. Es tönte einfach phänomenal! So hatte ich die Idee, der Kindergärtnerin zum Abschied eine Kinder-CD mit all den Liedern und Gedichten, die sie im Laufe des Jahres den Kids beigebracht hatte, zu schenken. Diese CD wurde ein voller Erfolg! Nicht nur die Kindergärtnerin, sondern jedes Kind erhielt eine Kopie. Eltern haben mir erzählt, die Kinder hörten sich die CD über Wochen fast täglich an. Als ich meiner Schwester davon erzählte, wollte auch sie mit der Klasse ihrer Kinder zum Schulschluss für die Lehrerin eine CD machen. Beim Weggang der Lehrerin meines älteren Sohnes fragten mich die Eltern an, ob ich nicht auch für sie eine machen würde …

Seit drei Jahren produziere ich also zunehmend Kinder-CDs. Es sind Lieder und Gedichte darauf, gute Wünsche für die Lehrerin, Erlebnisberichte «aus erster Hand», eine Witzrunde, ein Kinderlachen.

Vor drei Monaten habe ich begonnen, die CD-Produktion auszubauen, zu «professionalisieren», und hatte jetzt meinen ersten «auswärtigen Einsatz».

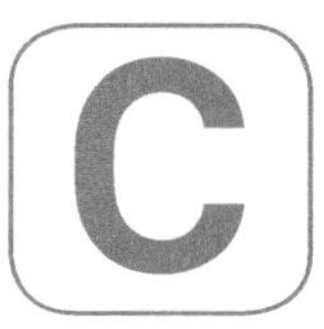

Konflikte in Partnerschaft und Familie

Einleitung

Viele Patienten suchen dann erstmals einen Psychiater auf, wenn sie unter so ausgeprägten Verstimmungszuständen leiden, dass eine Bewältigung des Alltags nicht mehr möglich zu sein scheint. Die Patienten klagen über eine verminderte Konzentration, ein vermindertes Selbstwertgefühl bis hin zum Gefühl von Wertlosigkeit, Schlafstörungen, Angst vor der Zukunft, einem Gefühl von Gequältsein, um nur einige der Symptome zu nennen, welche eine depressive Episode charakterisieren. Erst eine genaue Exploration (Befragung) wird jedoch Hinweise darauf ergeben, ob es sich tatsächlich um die Manifestation einer depressiven Episode handelt oder ob andere Faktoren ebenfalls eine wichtige Rolle spielen, die dann aber zu einer anderen Diagnose führen.

Das folgende Beispiel soll das etwas genauer erläutern: Eine attraktive 40-jährige Patientin kommt in die Praxis wegen einer depressiven Verstimmung und erzählt ihre Lebensgeschichte:

> Ich bin als Älteste von drei Töchtern auf einem Bauernhof aufgewachsen. Meine Kindheit war glücklich, wenn auch nicht frei von Konflikten. Ich war das Lieblingskind meines Vaters. Jedes Mal, wenn er von den Markttagen in der Stadt zurückkam, brachte er mir ein kleines Geschenk mit, eine kleine Puppe, oder etwas für die Puppenstube,

später, als ich älter wurde, eine Kette oder ein feines Armband. Das Dumme war, dass ich die Geschenke vor meiner Mutter und meinen Schwestern verheimlichen musste, oder später – als wir Taschengeld bekamen – sagen musste, ich hätte mir die Dinge vom Ersparten gekauft. Die Beziehung meiner Eltern war nicht harmonisch. Oft, wenn wir bereits im Bett waren, hörten wir sie laut streiten. Während meine Mutter in Haus und Hof wirkte, die Finanzen verwaltete, war mein Vater auf dem Feld oder im Stall. Als Kinder wussten wir nichts davon, mein Vater hatte ein ernsthaftes Alkoholproblem, und das war wohl der Grund für die Auseinandersetzungen. Mein Vater verwöhnte mich mit Geschenken, knüpfte aber auch eine Bedingung daran: «Wenn du groß bist, wirst du studieren, also gib dir bitte Mühe in der Schule, damit du auf die Universität kommst.» Und er erzählte mir, wie gerne er selber Tierarzt geworden wäre, aber dass er den elterlichen Hof übernehmen und seinen Traum begraben musste.

Mit meinen Schwestern kam ich recht gut aus, nur war ich ihnen oft zu wild und zu unordentlich.

Als Einzige von uns Dreien schaffte ich tatsächlich den Übertritt ins Gymnasium. Als ich 16 war, erlitt ich einen Skiunfall, der einen komplizierten Beinbruch zur Folge hatte. Tiermedizin konnte ich daher nicht studieren, denn das viele Stehen hätte ich nicht ertragen können. So entschied ich mich für das Pharmaziestudium.

Mit 15 hatte ich meinen ersten Freund, ich wusste damals genau, das wird nie mein Mann, aber ich fand, ich müsse Erfahrungen sammeln. Nach einem halben Jahr ging die Freundschaft auseinander und es folgten darauf andere Bekanntschaften. Allerdings gab es für mich nur Küssen und Petting, die Angst vor einer ungewollten Schwangerschaft war zu groß und ich wollte/ musste ja studieren. An der Uni, mit 20, lernte ich meinen späteren Mann kennen, es war Liebe auf den ersten Blick, ich war seine erste Freundin. Vom ersten Moment an wusste ich: Das ist der Mann meines Lebens, und es verging für mich zu viel Zeit bis es endlich soweit war und wir die erste Nacht zusammen verbrachten. Er ist drei Jahre älter als ich, und als er mit dem

Studium fertig war – ich war 23 –, heirateten wir. Kaum war ich mit dem Studium fertig, wurde ich schwanger. Wir haben zuerst einen Jungen bekommen. Eineinhalb Jahre später kam unsere Tochter zur Welt. Mein Mann war sehr erfolgreich, das heißt er hatte auch viel Glück, denn er konnte rasch eine eigene Apotheke übernehmen. Wie gerne hätte ich dort mitgearbeitet, aber von mir wurde erwartet, dass ich mich – wie es sich gehört – um die Kinder und den Haushalt kümmere. (Mein Vater war der Einzige, der damit nicht so ganz einverstanden war, im Gegensatz zu meiner Mutter, den Schwiegereltern und allen weiteren Verwandten. Da konnten weder mein Vater noch ich etwas ausrichten.) Ich war bald einmal überfordert mit Haushalt und Kindern, vor allem weil unser Sohn ein rechter Wildfang und immer auf Abenteuer aus war. Ich musste sehr aufpassen, dass ihm nichts zustieß. Ich weiß nicht mehr genau wann, unser Sohn war in der Spielgruppe oder schon im Kindergarten, als eine Familie in unsere Nachbarschaft einzog. Unser Nachbar machte mir bald einmal den Hof und bald wurde aus der «lieben Nachbarschaft» eine Liebschaft. Ich fühlte mich glücklich und ausgefüllt, und auf einmal konnte ich alles ohne großes Lamento meistern. Mein Mann, der davon natürlich nichts wusste, freute sich über meine «Entwicklung», und so ging es ein gutes halbes Jahr. Ich spürte, dass ich mich immer mehr von meinem Mann distanzierte und das machte mir Angst, sodass ich die Beziehung eines schönen Tages, von heute auf morgen, abbrach. Ich weiß nicht warum, aber es ergab sich in den nächsten Jahren immer wieder, dass ich mich verliebte und neue Affären hatte. Im Gespräch mit meinen zwei besten Freundinnen spürte ich deren Verwunderung, Kritik und Unverständnis wegen meines Verhaltens. Sie bezeugten unabhängig voneinander, weder Interesse gehabt noch je einen Seitensprung erlebt zu haben. Ich fühlte mich einsam, verunsichert und verstand mich selbst ja auch nicht – schließlich liebte ich ja meinen Mann! Nach meinem sechsten Freund beschloss ich, einen Schlussstrich zu machen und mich nur noch meinem Mann zu widmen. Das war vor vier Jahren, seither bin ich meinem Mann treu geblieben. Ich bin aber unglücklich und meinen Stimmungsschwankungen, die ich schon immer hatte, noch mehr ausgeliefert. Ich fühle mich matt, rastlos, müde, alles ist mir zu viel – und gleichzeitig ist es, als würde mir etwas fehlen, aber was? Bin ich übergeschnappt? Gibt es überhaupt Hilfe für mich? Ich weiß nur, so kann es nicht weitergehen.

Zu erwähnen ist, dass diese Patientin mit einem strahlenden Lächeln, welches so gar nicht zu den geklagten Beschwerden passte, das Sprechzimmer betrat. Diese Tatsache und die Anhaltspunkte, die ich bereits beim ersten Gespräch erhielt, ließen bei mir rasch die Vermutungsdiagnose einer ADHS aufkommen: Ihr Vater war Alkoholiker, sie selbst wie auch ihr Sohn sind hyperaktiv, unordentlich, häufigen Stimmungsschwankungen unterworfen, dazu wechselnde Liebesbeziehungen und dennoch durchaus eine liebende Ehefrau und Mutter. Im Verlauf des Gesprächs erfuhr ich, dass diese intelligente Patientin mit einem abgeschlossenen Studium als Kind Mühe mit Lesen und Schreiben hatte, bei den Schulaufgaben auf die Unterstützung und Hilfe ihrer Mutter angewiesen war und noch heute beim Briefschreiben darauf achten muss, ob sie einfach Wörter ausgelassen habe, sie «denke schneller, als sie schreibe». Auf ihre Überforderung im Haushalt angesprochen berichtet sie, dass sie Mühe habe, sich zu organisieren, «wenn ich in der Küche bin und Gemüse rüste und das Telefon läutet, komme ich aus dem Konzept: Statt nach dem Gespräch wieder in die Küche zu gehen, kommt mir in den Sinn, dass ich die Betten ja noch nicht gemacht habe und ...». Sie arbeite völlig ineffizient, und wenn sie dann einmal fertig sei, sei sie total erschöpft. Zudem sei sie extrem vergesslich, müsse sich alle Termine aufschreiben – und auch das biete ihr keine Gewähr für die Einhaltung von Verabredungen.

Partnerschaft und Familie stellen für ADHS-Betroffene eine ganz besondere Herausforderung dar. Es kann daher nicht oft genug betont werden, wie wichtig es ist, Kenntnis über die ADHS-Symptomatologie zu haben, um nicht vorschnell eine falsche Diagnose (z. B. die einer Depression) zu stellen und somit dem Patienten nicht gerecht zu werden.

Guy Bodenmann schreibt in der Einleitung zu seinem Buch «Stress und Partnerschaft»: «Eine zufriedenstellende Partnerschaft zu führen braucht Kompetenzen.» Und weiter: «Die Forschung gibt auch klare Hinweise darauf, welche Kompetenzen notwendig sind. Es sind im Wesentlichen drei:

a. Angemessen miteinander kommunizieren können,
b. Alltagsprobleme effizient lösen und
c. Alltagsstress wirksam bewältigen können.» (Bodenmann, 2001, S. 12)

Es sind aber gerade diese Kompetenzen, die es für ADHS-Betroffene so schwierig machen, eine zufriedenstellende Partnerschaft zu führen, da sie ja anders «programmiert» und zusätzlich – je nach individueller Veranlagung – ADHS-Symptome in unterschiedlicher Ausprägung vorhanden sind, die entsprechend die Partnerschaft beeinflussen.

Im Wesentlichen können wir davon ausgehen, dass die folgenden Merkmale solche sind, welche eine Partnerschaft mit einer ADHS-betroffenen Person so schwierig aber auch so spannend gestalten können:

1. Impulsivität
2. Bedürfnis nach Stimulation
3. Konfliktsuchendes Verhalten
4. Vergesslichkeit, Unaufmerksamkeit, verminderte Konzentration
5. mangelhafter Kommunikationsstil
6. Desorganisation

Impulsivität

Impulsives Verhalten kann zur Folge haben, dass bereits die getroffene Partnerwahl nicht die richtige ist. Hyperaktive/impulsive ADHS-Betroffene verlieben sich schnell und intensiv. Das Denken ist wie ausgeschaltet, wobei das natürlich auch für Nichtbetroffene zutrifft. In der Phase der Verliebtheit sieht man den Partner durch eine rosarote Brille, negative Eigenschaften werden ausgeblendet, man möchte sie nicht wahrhaben, denn das Gefühl des Verliebtseins ist so schön, dass man den Wunsch verspürt, ewig in diesem Zustand zu verweilen; die Erkenntnis, dass der Partner/die Partnerin doch nicht so perfekt ist, würde lediglich den Blick trüben und die Verliebtheit verfliegen lassen. Die Intensität ist jedoch bei ADHS-Betroffenen so ausgeprägt, dass diese nicht nur Negatives ausblenden, sie dichten in ihrer Fantasie dem Partner Eigenschaften an, die wenig bis nichts mit der Realität zu tun haben. Verliebte und impulsive ADHS-Betroffene werden wie von einer riesigen Welle ergriffen, und sie schwimmen immer oben ... Ohne sich der Konsequenzen bewusst zu sein, gehen sie eine Partnerschaft ein und sind schnell bereit, sich auch auf der sexuellen Ebene einzulassen. Teenagerschwangerschaften sind somit keine Seltenheit, und es verwundert auch nicht, wenn sehr schnell geheiratet, aber auch sehr schnell wieder geschieden wird. Es ist statistisch belegt, dass die Scheidungsrate bei ADHS-Betroffenen wesentlich höher liegt als bei Nichtbetroffenen.

Oft stürzen sich vor allem junge Frauen, die lange als Außenseiterinnen gegolten haben, in unzählige Liebesaffären, wie es nachfolgend eine meiner Patientinnen beschreibt:

> Viele Freunde hatte ich nicht, ich suchte dauernd Anschluss und hatte das Gefühl, nicht recht dazuzugehören. Ich wollte den anderen gefallen und lernte mich so selbst gar nicht kennen, geschweige denn, mich nur ein bisschen gern zu haben.
>
> Meinen ersten Freund hatte ich noch bevor ich 16 war, ich genoss es, endlich angenommen zu werden, und die sexuelle Erfahrung war dementsprechend früh. Als die Beziehung in die Brüche ging, fühlte ich mich sehr schlecht, und kurze Zeit darauf, als sich wieder jemand um mich bemühte, war ich überglücklich und ließ mich auf das nächste Abenteuer ein. So hatte ich viele Männerbekanntschaften, wobei die Sexualität immer eine wichtige Rolle spielte. Anstatt zu überlegen, was für ein Typ Mann wirklich zu mir passen würde, ließ ich mich mit allen ein. Je nachdem, wie ich gewünscht wurde, war ich mal eine «Dame» mit schönen Kleidern, ein anderes Mal gab ich mich ganz locker und in Jeans – ständig war ich eine «andere» Person.

Es kommt glücklicherweise auch vor, dass trotz der impulsiven Partnerwahl die richtige Wahl getroffen wurde. Das heißt aber noch lange nicht, dass diese Partnerschaft nun frei von Konflikten sein wird. Impulsive ADHS-Betroffene sind ungeduldig, haben wenig Verständnis, wenn der Partner sich Zeit nehmen will, um eine Entscheidung zu treffen; sie überrennen förmlich den Partner, lassen ihm keine Zeit, entscheiden häufig selbst (und nicht immer weise ...) und frustrieren mit diesem Verhalten ihren Partner, der sich immer wieder übergangen fühlt. Mit den Worten einer Patientin:

> «Lieber gestern als heute, bloß nichts auf eine sinnvollere Zeit verschieben, wenn mich etwas interessiert. Oder besser gar nichts machen, weil mich Ungeduld und Spontanhandlungen die Kontrolle haben verlieren lassen und mich oft in Situationen brachten, die ich gar nicht wollte und ich danach sehr unglücklich war.»

In Gesellschaft haben ADHS-Betroffene die Tendenz, sich «spontan» in Gespräche einzubringen – ein Gedanke, eine Idee muss sofort ausgesprochen werden –, und sie lassen ihrem Partner zu wenig Freiraum, sich selbst auch entfalten zu können. Ist der impulsive Betroffene in einer schlechten Stimmungslage, so kann er verletzende Bemerkungen machen, die er im Nachhinein bereuen wird. Impulsive Mütter regen sich leicht auf, eine Ohrfeige ist schnell verteilt, Schuldgefühle kommen auf, denn diese Mütter lieben ihre Kinder genauso so sehr wie andere Mütter, nur haben sie oftmals ihre Impulse nicht unter Kontrolle.

> «Manchmal schlägt meine Stimmung völlig unbegründet um, und ich schreie meine Kinder wie aus heiterem Himmel an. Und ich kann mich dann so steigern, dass ich auch schon eine Ohrfeige ausgeteilt oder meine Kinder mit beleidigenden Worten verletzt und gedemütigt habe. Obwohl es meistens für diese Verhalten absolut keinen Grund gibt und ich oft selber nicht weiß, wieso ich so reagiere, kann ich damit nicht aufhören. Es ist wie ein innerer Zwang. Ich erschrecke manchmal selber über meine Reaktionen. Diese Ausbrüche dauern manchmal nur ein paar Minuten. Nachher bin ich voller Schuldgefühle, was mich dann wieder fast depressiv macht, da ich das Gefühl habe, als Mutter zu versagen.»

Ein weiteres Problem sollte nicht unerwähnt bleiben: die impulsive Kauflust. Diese strapaziert das Familienbudget und führt zu endlosen Diskussionen.

Das Bedürfnis nach Stimulation

Das Bedürfnis nach Stimulation kann einen großen Einfluss auf eine Partnerschaft ausüben und lässt sich durch die Neurobiologie der ADHS erklären. Wir wissen, dass es sich bei der ADHS mit großer Wahrscheinlichkeit um eine neurobiologische Störung handelt und insbesondere dem Neurotransmitter Dopamin eine wichtige Rolle zukommt. Um den bei der ADHS vermuteten zu Grunde liegenden Dopaminmangel zu korrigieren, das heißt auf einen normalen Stand zu bringen, bedarf es einer ständigen Stimulation, ein Ziel, das man zum Beispiel mit einer Medikation mit Stimulanzien zu erreichen versucht. Wenn Patienten keine Medikamente erhalten, suchen sie ihre Stimuli im Sinne einer Selbstmedikation unbewusst selber. Diese können ganz unterschiedlicher Natur sein und je nachdem verheerende Folgen auf eine Partnerschaft haben. Hierzu eine Patientin:

> Ich arbeite freiberuflich als Dolmetscherin und Übersetzerin, habe viele Hobbys, Astrologie, Literatur, Kunst, Tennis und Joggen. Diese Vielfalt tut mir gut, da mich jede eingeschliffene Bahn langweilt und deprimiert. Ich bin seit sieben Jahren verheiratet, wir haben keine Kinder. Die Ehe droht jedoch zu zerbrechen, weil mein Mann es leid ist, dass ich so flatterhaft bin. Doch wir lieben uns, und ich brauche ihn und unser Zuhause. So habe ich mich entschlossen, sesshaft zu werden. Und dabei gehe ich ein! Die Welt ist grau geworden. Der goldene Käfig erdrückt mich. Ich bin nun unproduktiv, lahm weil zahm. Außerdem fehlt mir das Flirten. Die Erotik ist mein Motor, die Sexualität mein Sprit. Ich habe viele Geliebte gehabt, Männer und Frauen, und zu dieser Zeit war ich ungemein produktiv und erfolgreich. Ohne Verliebtsein bin ich tot, ich war damals nicht unbedingt glücklich, fühlte mich aber lebendig.

ADHS-Betroffene, die verliebt sind, können und werden den Partner mit Aufmerksamkeiten überhäufen, um sich unbewusst selbst zu stimulieren. Sie entwickeln eine ungeheure Fantasie, die sie immer weiter antreibt, und kommen dabei auf die verrücktesten Ideen, um ihrem oder ihrer Liebsten eine Freude zu bereiten. Für den Nichtbetroffenen mag dies am Anfang der Beziehung faszinierend sein, aber es wird irgendwann einmal des Guten zu viel, weil der Nichtbetroffene nicht mithalten kann und statt Freude mit der Zeit ein Gefühl von Frustration erleben wird. Das wirkt wiederum kränkend auf den ADHS-Betroffenen. Es heißt dann bald, man solle doch nicht so «übertreiben», und dabei war es gerade das, was ihm so gut getan hat (ohne zu wissen, dass eine Selbststimulation und nicht die vermeintlichen Liebesgefühle zu diesem Verhalten geführt hatte). Es kann auch vorkommen, dass der Betroffene von sich aus jäh mit den vielen Aufmerksamkeiten aufhört, weil sie nichts Neues mehr darstellen, also kein Stimulus mehr sind, und der Partner wird «die Welt nicht mehr verstehen».

Konfliktsuchendes Verhalten

Die ewige Suche nach Konfliktstoff kann in jeder Partnerschaft zum Zerwürfnis führen. Allerdings gibt es Paare, die sich so arrangiert haben, dass der nicht betroffene Partner sich mit der Zeit «eine dicke Haut zulegt» oder aus Erfahrung weiß, dass «die Suppe nicht so heiß gegessen wird, wie sie gekocht wird». Auf jeden Fall muss aber eine tiefe Zuneigung vorhanden sein, um das ständige Streiten aushalten zu können. Eine mögliche Erklärung für dieses Streitverhalten ist die innere Unruhe, über die so viele Betroffene klagen. Wenn ein gewisser Streitpegel erreicht wird, fühlen sich Betroffene innerlich ruhiger. Die innerliche Unruhe wird nach außen projiziert und bewirkt so eine Entlastung, indem eine innere Ruhe oder Gelassenheit hergestellt werden kann. Es bleibt aber eine gewaltige Belastung für jede Beziehung, es sei denn man weiß, warum dies so und nicht anders funktioniert, funktionieren kann. Gerade solche Ehepaare erleben es als ein Geschenk, wenn durch eine Medikation eine positive Wende im «Miteinander-umgehen-Können» zustande kommt. Wo beide Partner von einer ADHS betroffen sind, ist es immer wieder erstaunlich festzustellen, dass sie selbst überhaupt nicht unter ihrer «Streitsucht» zu leiden scheinen, ihnen tut es ja gewissermaßen gut. Dafür leidet aber das Umfeld - vor allem natürlich die Kinder! - oder reagiert mit völligem Unverständnis auf dieses «unzivilisierte» Verhalten, da es recht laut und turbulent zu und her gehen kann. Allerdings sind Ehen von zwei ADHS-Betroffenen in der Regel nicht von Dauer.

Vergesslichkeit, Unaufmerksamkeit, verminderte Konzentration

Typisch dafür sind folgende Aussagen:

> Vieles, was für mich Alltag ist, belastet meine Umwelt, ich muss erkennen, dass vieles durchaus nicht «normal» ist: Vielfach vergesse ich Abmachungen immer und immer wieder, auch nach Jahren kann ich mir bei einer Anordnung von mehreren Lichtschaltern nicht merken, welcher Schalter zu welchem Licht gehört (sicher keine weltbewegende Sache, doch wenn meine Frau und ich uns auch daran gewöhnt haben, bleibt es doch bemühend). Ich bin nicht in der Lage, gefühlsmäßig die Zeit einzuteilen, was dazu führt, dass ich bei mehreren Aufträgen den Überblick verliere und unheimlich gestresst werde und nicht in der Lage bin, etwas Sinnvolles zu machen. Es sind viele solcher Alltagsprobleme, die für sich alleine unwichtig sind, mich in ihrer Summe aber belasten. In solchen Situationen reagiert mein Körper mit starken Kopfschmerzen, die bisweilen in Migräne ausarten. Das Gefühl, von äußeren Einflüssen erdrückt zu werden, kann in mir auf der einen Seite eine sehr große Wut auslösen, auf der anderen Seite kann es dazu führen, dass ich mich ausklinke und in eine (von Selbstmitleid oder Selbstverachtung?) geprägte Depression verfalle, aus der ich mich nur schwer lösen kann.

Ein anderer Patient berichtet:

> Meiner Frau fällt auf, dass ich gegenüber Anliegen und Äußerungen meiner Kinder oft nicht präsent bin und entsprechend nicht (unmittelbar) oder nicht in der gebotenen Art reagiere. Für meine Frau ist dies jeweils Ausdruck einer Gleichgültigkeit, Gedanken- oder Beziehungslosigkeit. Auch die Kinder spüren dies und es hat sich inzwischen die Gewohnheit entwickelt, dass sie – auch in meiner Anwesenheit – meistens nur mit ihrer Mutter kommunizieren. Dies führt dann immer wieder zur Hinterfragung meiner Vaterrolle und zu Diskussionen, über die von meiner Frau verlangten Erwartungen, die von mir nicht befriedigt werden.

In beiden Fällen handelt es sich um Ehemänner und Familienväter, bei beiden wurde eine ADHS vom unaufmerksamen Typus diagnostiziert, und es ist offensichtlich, wie sehr sie unter ihrer Aufmerksamkeitsproblematik leiden und welch negativen Einfluss dies auf ihre Partnerschaft und ihr Familienleben hat.

Jeder von uns vergisst einmal eine Verabredung, das ist ärgerlich, meistens findet sich aber auch eine Erklärung für das Versäumnis, und mit einer Entschuldigung ist die Angelegenheit aus der Welt geschafft. Dies ist jedoch nicht der Fall, wenn es immer und immer wieder vorkommt. Mit zunehmender Zeitdauer wird der Partner das Gefühl bekommen, nicht wertgeschätzt zu werden, nicht wichtig genug zu sein und sich sogar ungeliebt vorkommen. Dabei ist es keineswegs «böser Wille» oder ein Mangel an Liebe, wenn eine Verabredung ins Wasser fällt oder die Besorgung eines Geschenks (da dies nicht aufgeschrieben wurde) nicht erfolgt ist. Im Gespräch kann ein ADHS-Betroffener oft so in seinen Gedanken versunken sein, dass er gar nicht mitbekommt, worüber gerade gesprochen wird: Durch irgendein kleines Vorkommnis wird er abgelenkt, verliert so den Faden und macht auf den Gesprächspartner den Eindruck, abwesend zu sein. Gesprächspartner werden dies als Desinteresse an ihrer Person deuten und an dem, was sie zu sagen haben.

Auch in der Partnerschaft und in der Liebesbeziehung führt verminderte Konzentrationsfähigkeit als Folge einer ADHS zu Schwierigkeiten. Vor allem Frauen leiden sehr darunter, dass sie während des Liebesspiels oftmals mit ihren Gedanken ganz woanders sind, dass sie abschweifen und sich nicht genügend konzentrieren können. So kommt natürlich auch weniger Lust auf, und sie bleiben auf «halber Strecke». Um ihren Partner nicht zu kränken und damit dieser wenigstens auf «seine Kosten» kommt, spielen sie ihm etwas vor. Sensiblen Partnern wird dies auffallen, und ein zunehmend unhaltbarer Zustand nimmt so seinen Anfang. Hinzu kann kommen, dass viele ADHS-Betroffene unter einer so genannten Körperkontaktblockierung leiden, was so zu verstehen ist: Die erhöhte Sensibilität führt zu Berührungsempfindlichkeit. Die Sexualität kann also in doppelter Hinsicht beeinträchtigt werden, einerseits durch die verminderte Konzentrationsfähigkeit, andererseits durch das Bedürfnis, sich vor

Berührung zu schützen. Es ist traurig anzuhören, welche Folgen so eine unentdeckte ADHS auf eine Partnerschaft haben kann.

Es kann aber durchaus auch so sein, dass ein Betroffener, eine Betroffene hyperfokussiert, also gleichsam «zweihunderprozentig» bei der Sache ist. In der Sexualität kommt dies natürlich beiden Partnern zu Gute.

Wie steht es aber, wenn ein ADHS-Betroffener sich für etwas ganz anderes interessiert, Zeit und Raum vergisst, wenn Partner und Familie zur «Nebensache» werden? ADHS-Betroffene haben die Erfahrung gemacht, dass sie bei anstehenden Aufgaben, die in einem vernünftigen Zeitrahmen erledigt sein sollen, dafür hyperfokussieren müssen, ansonsten werden sie vom Thema abkommen, ihre Konzentrationsfähigkeit wird abnehmen und alles bleibt liegen. Das bekannte «Auf-die-lange-Bank-Schieben» würde sich einstellen, wenn der richtige Zeitpunkt zur Arbeit verpasst würde. In dieser Situation geht es überhaupt nicht darum, dass Partner und Familie plötzlich nicht mehr geliebt werden oder unwichtig geworden sind; vielmehr wird ein ADHS-Betroffener mit einem Ziel vor Augen nun alle seine Energie darauf richten. Problematisch wird es allerdings, wenn dieses Hyperfokussieren im Sinne einer Selbststimulation angewandt wird. Ein Beispiel hierfür wäre die ständige Suche nach einem neuen Hobby; sobald ein Hobby das Neuartige verliert, wird es langweilig, da es keinen Reiz, keinen Kick und keinen Stimulus mehr darstellt, und deshalb wird wiederum etwas Neues in Angriff genommen.

All diese Schwierigkeiten müssen in einer Therapie thematisiert und besprochen werden, andernfalls wird sich ein Gefühl von allgemeiner Frustration einstellen. Frustration führt zu Stress, und wir wissen, dass es just dieser Alltagsstress ist, der Krisen in einer Partnerschaft heraufbeschwören kann. Erneut möchte ich Guy Bodenmann zitieren:« Damit steht Stress aufgrund täglicher Widrigkeiten häufig am Anfang von negativen Veränderungen und ist für einen ungünstigen Partnerschaftsverlauf verantwortlich. Stress ist ein schleichender Feind der Partnerschaft, untergräbt sie heimlich und lange Zeit unbemerkt.» (Bodenmann, 2001, S. 50)

Mangelhafter Kommunikationsstil

Damit es nicht so weit kommt, ist eine gute Kommunikation unerlässlich. Das trifft für jede Partnerschaft zu, nur haben es ADHS-Betroffene in dieser Hinsicht auch schwerer als Nichtbetroffene. Sie müssen lernen, dass ihre Art zu kommunizieren nicht immer situationsgerecht ist und sie dies ändern sollten. Ich denke dabei an die oben bereits erwähnten Unaufmerksamen, die einem das Gefühl vermitteln, man sei für sie nicht wichtig oder interessant genug, da sie einem nicht zuzuhören scheinen. Oder an die Hyperaktiven, die niemanden zu Wort kommen lassen und reden und reden. Oder an die Impulsiven, die mit einer Bemerkung herausplatzen oder sich im Ton vergreifen und so den anderen verletzen, auch wenn sie sich danach am liebsten die Zunge abbeißen würden. Geschehen ist aber geschehen!

Wir müssen auch bedenken, dass ADHS-Betroffene oft ein lädiertes Selbstwertgefühl aufweisen. Dies ist nicht weiter verwunderlich, wenn man weiß, dass sie von klein auf immer zu hören bekamen: «Du bist nichts, Du kannst nichts, aus Dir wird nichts.» So sind sie verletzbar geworden und ertragen Kritik nur schlecht. Vor lauter Befürchtung, der Partner könnte etwas Negatives äußern, nehmen sie von Beginn an eine defensive Haltung ein, welche ein konstruktives Gespräch verunmöglicht. Gerade aus diesem Grund ist es eminent wichtig, dass ein Paartherapeut sich in der ADHS-Symptomatik auskennt; nur so wird es ihm gelingen, diese speziellen Kommunikationsstile zu durchschauen und richtige Ratschläge zu erteilen.

Desorganisation

Jeder Therapeut, der sich mit ADHS befasst, kennt Äußerungen und Klagen von Betroffenen, wie sie diese Patientin schildert:

> Neulich habe ich mir beim Haushalten zugeschaut: Wenn ich das Licht ausmachen will, mache ich das Fenster zu, dabei fällt mir auf, dass noch schmutzige Wäsche auf dem Boden liegt, und ich bringe sie ins Badezimmer. Dort stelle ich fest, dass ich noch Shampoo kaufen muss, gehe dies in der Küche aufschreiben und bemerke nun, dass ich vorher mit dem Abwasch angefangen hatte und das Licht

immer noch brennt ... Ich bewerte mein Leben danach, was ich an einem Tag alles in Ordnung gebracht habe, innerlich und äußerlich. Egal wie umständlich.

Diese Patientin erkennt ihre Probleme zumindest selbst, häufig kommen aber die Klagen von den nichtbetroffenen Partnern: «Wenn sie doch nur einmal ein Projekt zu Ende führen würde!», «Wenn er nur nicht immer alles herumliegen lassen würde!», «In seinem Zimmer sieht es aus wie in Sodom und Gomorrha – Bücher stapeln sich auf dem Teppich, auf dem Schreibtisch sind Zeitungen, Notizen und Rechnungen, wahrlich ein totales Chaos, kein Wunder, dass Rechnungen liegen bleiben und wir Mahnungen bekommen, und dabei ist mir das so peinlich!», «Seit zwei Wochen steht der Wäschekorb im Wohnzimmer, sie muss ja nicht alles perfekt bügeln, aber wenigstens könnte sie doch die Wäsche in den Kleiderschrank versorgen.»

Diese mangelhafte Organisation im Alltag kann zu einer Belastung in jeder Beziehung werden, vor allem dann, wenn der nichtbetroffene Partner nicht weiß, warum sie oder er es einfach «nicht packt». Anfangs wird man versuchen, mit Humor und Witz über der Sache zu stehen, doch kann das bereits für den Betroffenen verletzend wirken, da er sich ja so große Mühe gibt!

Vor allem für Frauen mit ADHS gestaltet sich die Haushaltführung schwierig, benötigt man doch dafür so oder so ein beträchtliches Maß an Organisation, Planung, Zeiteinteilung und eine gewisse Toleranz gegenüber Routinearbeiten.

Nicht immer lösen sich Probleme so «einfach» wie im nachfolgenden Beispiel:

Zwei Winterstiefel der Kinder sind voller Schlamm. Zum Glück gibt es noch ein Reservepaar. So stehen die Schuhe wochenlang zum Putzen in der Waschküche bereit. Täglich laufe ich an den schmutzigen Schuhen vorbei, der Gedanke, sie nun endlich zu putzen, wird aber nicht in die Tat umgesetzt. Es wird Frühling, es wird Sommer, die Notwendigkeit, die Schuhe zu putzen, verflüchtigt sich zusehends. Es wird Herbst und Winter, und ich erinnere mich an die nun nötigen Winterstiefel: Dreck und Schlamm sind total eingetrocknet, doch ich stelle mit «Freuden» fest, dass die Stiefel in der Zwischenzeit für die Kinder zu klein geworden sind, und kann sie ungeputzt wegwerfen ...

Der nichtbetroffene Partner wird schließlich resignieren, missgelaunt das um ihn herum sich ausbreitende Chaos zur Kenntnis nehmen und mit verärgertem Schweigen quittieren. Eine solche Beziehung bedarf der Hilfe von außen – oder ihre Tage sind gezählt.

Auch das Umgekehrte kann jedoch eintreten: Wenn sich ein Betroffener seiner Desorganisiertheit bewusst wird, kann er sich zum Perfektionisten wandeln. Mit fast zwanghaft anmutenden Zügen wird er dafür sorgen, dass alles ordentlich und penibel seinen Platz bekommt und behält. So kann er nun auf diese Weise seinen Partner zur Weißglut bringen, zum Beispiel mit der ständigen Aufforderung aufzuräumen.

Sehr oft kommen Paare zu mir, bei denen ein Partner eine ADHS aufweist. Während vieler Jahre hat die Ehe gut funktioniert, und auf einmal geht gar nichts mehr. Was ist hier geschehen? Wenn der nicht-betroffene Partner (unbewusst) die Funktion eines Coachs übernommen hat, kann das lange Zeit recht gut gehen. Der «Coach» sorgt, behütet, schaut zum Rechten, der «Coachee», d.h. der betroffene Partner, wird dies als angenehm empfinden und es sorglos und bequem geschehen lassen. Im Verlaufe der Zeit kann allerdings der coachende Partner ein Gefühl der Überheblichkeit entwickeln und der Meinung sein, er sei unersetzbar und dieses Gefühl auch seinem Partner so vermitteln. Beim Coachee werden ungute Gefühle wach wie: «Ich kann nichts, ohne Deine Hilfe bin ich aufgeschmissen». Dieses Abhängigkeitsgefühl, das Gefühl, ohne den anderen wertlos zu sein, kann zu einer Depression führen. E. Fromm hat dies in seinem Buch «Die Kunst des Liebens» so formuliert:

«Im Gegensatz zur symbiotischen Vereinigung ist die Liebe eine Vereinigung, bei der die eigene Integrität und Individualität bewahrt bleibt. Liebe ist eine aktive Kraft im Menschen.» (Fromm, 2000, S. 39). Eine Psychotherapie wird dann häufig in Anspruch genommen, und das ungesunde Gleichgewicht gerät ins Wanken. In solch einer Situation wird ein Paartherapeut gefordert sein. Er sollte herausfinden, dass eine eventuell bisher nicht diagnostizierte ADHS zu dieser Abhängigkeit und Co-Abhängigkeit geführt hat, das Paar entsprechend aufklären und auf neue Pfaden führen.

Es sind natürlich nicht die einzelnen Symptome, die als Beziehungsfallen in ADHS Partnerschaften ausschlaggebend sind, sondern vielmehr wird es darum gehen, wie konfliktfähig eine betroffene Partnerschaft beziehungsweise eine Familie ist. Diese Konfliktfähigkeit ist wiederum vom Ausprägungsgrad der ADHS des betroffenen Partners oder Partnerin und /oder Kinder abhängig und wie weit das Paar und die Familie trotz ihrer Schwierigkeiten ein vernünftiges Management zustande bringen: Besteht die Fähigkeit miteinander zu reden, die Ruhe zu wahren oder kommt es jeweils rasch zum Ausrasten des einen oder anderen? Besteht die Wahrscheinlichkeit, dass Probleme, Schwierigkeiten, Konflikte überhaupt klar formuliert werden können? Und weiter, wenn sich eine Lösung für das Problem anbietet, bedarf es noch einer gewissen – wie soll ich es nennen? – Kunstfertigkeit, diese angestrebte Lösung auch in die Praxis umzusetzen und eventuelle Konsequenzen vorausschauend mit einzuplanen. Eine ganz «böse» Beziehungsfalle ist die Harmoniebedürftigkeit des nicht betroffenen Ehepartners, meistens betrifft das Frauen, die um des Friedenswillens, halbherzig Lösungen zustimmen von denen sie nicht überzeugt sind. Die Folge davon sind Gefühle von Ärger, Frustration und Missmut. Wie eine Zeitbombe können diese unguten Gefühle im Hintergrund wirken, bis es plötzlich zum Eklat kommt.

Es stellt sich zudem die Frage ob es einen Unterschied ausmacht, wer von beiden Partnern betroffen ist, ob Mann oder Frau. Die geschlechtsspezifische Unterschiedlichkeit ist von Natur aus gegeben und doch wird die Spannbreite der Konflikte anders aussehen, je nachdem ob Sie oder Er betroffen sind. Eine wichtige Rolle spielt dabei selbstverständlich auch das Umfeld des jeweiligen Paares. Nehmen wir einmal an, es handelt sich um ein konventionelles Ehepaar, er verdient das Geld, sie führt den Haushalt, zwei Kinder im schulpflichtigen Alter gehören dazu. Ist der Ehemann betroffen, können Konflikte dadurch entstehen, dass der Arbeitsplatz immer wieder gefährdet ist, bedingt durch seine Impulsivität, den Auseinandersetzungen mit Arbeitskollegen bis hin zu aggressiven Ausbrüchen, der mangelhaften Durchführung obliegender Arbeiten und als Kompensationsmechanismus z. B. die Flucht in den Alkohol mit den entsprechenden Folgen.

Für die nicht betroffene Ehefrau bedeutet das angstvoll jeden Abend, Woche für Woche, Monat für Monat, zu hoffen «es sei noch einmal alles gut gegangen» um finanzielle Engpässe wegen einer bevorstehenden Kündigung nicht befürchten zu müssen.

Im umgekehrten Fall, wo sie betroffen ist, werden die Konflikte mehr auf einer emotionalen Ebene anzutreffen sein. Wie bereits an anderer Stelle erwähnt kann die mangelhafte Organisationsfähigkeit die Frau vor unüberwindliche Hindernisse stellen. Sie wird Mühe haben den Haushalt «in Schuss zu halten», Berge von Wäsche türmen sich auf, die Küche ist ein ständiges Chaos, von Gemütlichkeit kann keine Rede sein. Der Ehemann, der abends erschöpft von der Arbeit nach Hause kommt, muss mit anpacken, damit es einigermaßen funktioniert und die Kritik wird nicht ausbleiben. Verwandte, Bekannte und «liebe» Nachbarn werden ebenfalls ihre Meinung kundtun und die ADHS betroffene Ehefrau und Mutter wird in ihrem sowieso schon lädiertem Selbstwertgefühl weiter verletzt werden und das Gefühl, eine Versagerin zu sein, wird aufkommen. Nicht selten werden depressive Erschöpfungszustände und ein versteckter Medikamentenkonsum von Beruhigungsmitteln die Folge sein.

Kinder sind eine Bereicherung für jede Familie, sie können aber auch eine Belastung darstellen, vor allem dann wenn es sich um betroffene Kinder handelt. Ein betroffener Vater wird vielleicht mit Ungeduld und Unverständnis reagieren, und der nicht betroffenen Mutter wird die Aufgabe des Schlichtens zukommen. Anders verhält es sich, wenn die Mutter betroffen ist. Kinder im Teenager Alter, welche ihre Grenzen am Ausloten sind, werden die Mutter an den Rand ihrer Kräfte bringen. Immer wieder berichten mir Mütter, das schlimmste seien die Wochenenden, wenn der Junge oder die Tochter spät nach Hause komme. Sie machen sich jeweils solche Sorgen und von Schlafen kann nicht die Rede sein.

Die Väter sind meistens gelassener, sie leiden jedoch auch, jedoch eher weil sie das Gefühl bekommen von ihren Ehefrauen nicht mehr geliebt zu werden: «Dir geht es nur noch um unser Kind ...», «an mich denkst Du überhaupt nicht mehr ...», «Deine Sorgen gelten nur unserem Sohn/unserer Tochter ...».

Nehmen wir jetzt einmal an, es handle sich um ein «modernes» Ehepaar, das heißt beide gehen ihrer beruflichen Tätigkeit nach. Ist das überhaupt möglich in einer ADHS-betroffenen Familie? Ich würde dies bejahen, gemäß meiner Erfahrung zum Teil sogar besser als in einer herkömmlichen Familie, allerdings sind auch hier Konzessionen unbedingt nötig. Frau Prof. Brigitte Woggon hat dies einmal trefflich formuliert: «Das Erfolgsgeheimnis ist ein emanzipierter Mann», also ein Mann der sich nicht scheut, Windeln zu wechseln, zu kochen oder zu putzen ...

Die Tatsache, dass erwachsene ADHS-Betroffene eine hohe Komorbiditätsrate (bis zu 70% aller Betroffenen zeigen Begleiterkrankungen!) aufweisen, ist von großer Bedeutung. Frauen neigen eher zu depressiven Verstimmungszuständen sowie Angststörungen, Männer eher zu Verhaltensauffälligkeiten am Arbeitsplatz und im Straßenverkehr.

Meiner Ansicht nach geht es jedoch nicht primär um die Frage, wer eigentlich betroffen ist – sie oder er – sondern vielmehr um die Frage, wie man mit den anstehenden Konflikten umgehen kann. Hierzu eine kleine Anekdote: er ist der betroffene Partner und Unpünktlichkeit ist seine «Stärke». Eines Tages sagt seine Ehefrau: «Ich habe Dich geheiratet, in guten wie in schlechten Zeiten will ich Dir beistehen, aber nicht mehr zur Zeit des Mittagessens».

Neuere Forschungsergebnisse weisen auf einen wahrscheinlichen Zusammenhang zwischen ADHS, Alkoholmissbrauch, Drogenabhängigkeit und Spielsucht auf. Diese können naturgemäß gravierende Folgen für den Betroffenen und für die Partnerschaft haben und müssen gesondert behandelt werden.

Zusammenfassend kann gesagt werden, dass eine nicht diagnostizierte Aufmerksamkeitsdefizit-/Hyperaktivitätsstörung zu erheblichen Schwierigkeiten in einer Partnerschaft führen kann. Es ist nicht ein Symptom allein, sondern es sind die Häufung und der Ausprägungsgrad, welche für die Schwierigkeiten innerhalb einer Partnerschaft verantwortlich sind.

Mit den folgenden Berichten von Betroffenen sollen zusätzliche Einblicke in die Problematik von ADHS in Partnerschaft und Familie vermittelt werden.

Betroffene kommen zu Wort

13. Die Beziehungen einer Tagträumerin

Warum ich immer Pech hatte mit meinen Beziehungen, wusste ich lange nicht. Jetzt denke ich, dass ich einfach falsche Vorstellungen von der Liebe und zu hohe Erwartungen hatte, während ich Vieles gab, was ich vom Partner nie hätte zurück erwarten dürfen.

Ich fing mit etwa zehn Jahren damit an, mich spontan in Jungen oder Männer zu verlieben. Klar, es war in diesem Alter nur Schwärmerei. Was mir beim Verlieben nicht gefiel, war, dass sich die Objekte meiner Schwärmerei nur selten auch für mich interessierten – jedenfalls nicht auf die Art, wie ich mir das wünschte. Was mir aber gut gefiel, war das Verliebtsein selber. Ich konnte mir in meinen Tagträumen so viele romantische Geschichten ausdenken wie ich wollte. Natürlich war ich darin von meinen Angebeteten immer sehr begehrt und sie taten alles, um mich zu erobern. In diesen Fantasien war ich eine selbstbewusste junge Frau, die sich kokett gab und mit ihren Reizen spielte. Dass ich in Wirklichkeit sehr verunsichert und schüchtern war, konnte ich in meinen Träumen vergessen. Ich war für kurze Zeit keine graue Maus mehr, die von niemandem wirklich beachtet wurde. Leider verbrachte ich auch sehr viel Zeit während der Schulstunden mit Träumen ...

Als ich mit 15 Jahren meine erste ernsthafte Beziehung hatte, machte ich auch Bekanntschaft mit den Schattenseiten der Liebe. Ich hatte ja keine Ahnung, dass nebst der Romantik auch seelische Verletzungen und Kompromisse dazu gehörten – Kompromisse, die ich nur allzu bereitwillig einging, um meinem Partner zu gefallen. In diesem Punkt lernte ich auch in den folgenden Beziehungen nicht dazu.

Ich hatte die Illusion, es reiche für eine gute und dauerhafte Beziehung, wenn man sich richtig verliebte. So lernte ich weitere Männer kennen und ging Beziehungen so spontan ein, wie ich mich verliebte. Damals war ich schon im siebten Himmel, wenn sich ein Mann für mich interessierte. Die Kunst des Flirtens und das Spiel mit dem Feuer hatte ich trotz meines mangelnden Selbstwertgefühls gelernt. Ich begann, meine immer stärker werdende Wirkung auf das andere Geschlecht zu genießen. Sie gab mir das Gefühl, jemand zu sein, und ich bekam so den Kick, den ich suchte.

Den Männern gefiel meine Fröhlichkeit, Ausgelassenheit, Spontaneität und Robustheit. Sie ahnten ja nicht, dass sich hinter diesem lustigen Mädchen ein so sensibler und zerbrechlicher Charakter verbarg. Für sie schien ich unkompliziert und einfach im Umgang. Dabei kam ich mit meinen Bedürfnissen immer zu kurz. So fühlte ich mich nach den Phasen der Verliebtheit meistens von meinem Partner ausgenützt und mit meinen Gefühlen allein gelassen. Eine Zeit lang ließ ich diesen Zustand über mich ergehen, aber plötzlich spürte ich den Drang, mich zu wehren, mich aus dieser Situation zu befreien. Ich sprach zwar mit meinem Partner über meine Probleme und versuchte, die Beziehung zu retten, indem ich von ihm mehr Feingefühl und Verständnis erbat. Doch es war immer zu spät, wenn es so weit war. Meine Ex-Partner konnten nicht verstehen, warum es mir schlecht ging, oder warum ich von ihnen plötzlich mehr Initiative verlangte. Sie waren ja zufrieden in der Beziehung.

Nachdem ich mich endgültig losgerissen hatte, begann bei mir meistens eine exzessive Zeit. Ich tat überhaupt alles, was ich begann, exzessiv und mit viel Euphorie. Wenn ich wieder allein war, wollte ich kein Wochenende zu Hause bleiben. Die Zeit musste gut ausgenützt werden, um neue Leute kennen zu lernen. Ich wollte wieder den Kick spüren, den ich beim Flirten so mochte. Wenn meine Freundinnen gerade keine Zeit hatten, um mit mir auszugehen, holte ich einfach eine Zeitung hervor und antwortete einem Inserenten, um auszugehen. Oder ich suchte mir Tanzpartner übers Radio. Längst war ich nicht mehr das schüchterne Mädchen, sondern hatte eher ins Gegenteil umgeschlagen.

14. Auf der Suche nach dem Kick

Es war im September vor nun bereits sieben Jahren, als ich mit meiner Lebenspartnerin verkuppelt wurde. Kollegin sei Dank! Dass eine Partnerschaft jemals sieben Jahre dauern könnte, war mir damals unvorstellbar. Die Erfahrung, das Glück und die Sicherheit einer langjährigen Liebesbeziehung sind mir erst heute vergönnt. Mit 33 Jahren konnte ich gerade mal zwei partnerschaftliche Beziehungen aufzählen, die länger als zweieinhalb Jahre gedauert hatten, bevor ich wieder vor die Türe gestellt wurde. Zieht man von dieser Zeitrechnung noch etwa ein Jahr für den Trennungsstreit und eines für das Zusammenraufen ab, bleibt gerade noch das erste halbe Jahr als Honeymoon!

Eine dieser Paarbeziehungen hatte ich mit 21 Jahren, die zweite mit 30 Jahren. – Wenn glückliche, langjährige Beziehungen so schwer zu erleben sind, warum sich da nicht anders vergnügen und das betörende Verliebtsein so richtig genießen? Ein Gedanke, der mich in all den übrigen Tagen, Wochen, Monaten, Jahren über Wasser hielt, und mich motivierte, in meinem Leben umso mehr nach Zärtlichkeit, Sinnlichkeit und Sexualität zu suchen. Denn ohne diese Geborgenheit glaubte ich zu vertrocknen. So fühlte ich mich in dieser Zeit dem Hedonismus verbunden, einer in der Antike begründeten philosophischen Lehre, nach welcher das höchste ethische Prinzip das Streben nach Sinnenlust und Genuss ist. Und ich war, wie ich feststellen konnte, mit dieser Einstellung nicht allein. Da gab es auch noch andere Menschen, die bereit waren, im Hier und Jetzt zu lieben, die sich auf ein Abenteuer einließen, um sich ein Stück Lebenslust zu ergattern. Man muss halt viele Frösche küssen, oder eben an die Wand schmeißen, bis man seinen Prinzen findet.

Dieser Ruf war mir damals vorausgeeilt und verunsicherte meine heutige Lebenspartnerin, obwohl sie mich begehrte! Denn meine Kollegin hatte sich erst nach einer gewissen Zeit entschieden, dass sie uns unter die Haube bringen wollte, sodass einige meiner ihr anvertrauten Ausschweifungen in vertrauten Gesprächen unter Freundinnen durchgesickert waren. Dies veranlasste meine Partnerin, mich am Anfang unserer keimenden Beziehung vorerst einmal richtig durchzubraten und auszuloten. So gab es in dieser ersten Zeit vorerst keinen Sex, nur lange Spaziergänge. – Wer lässt schon gern die Hosen runter, um nach ein paar Wochen, beim ersten Problem wieder verlassen zu werden!? So war eine der Fragen, die sie damals brennend beschäftigte, mit wie vielen Partnern ich wohl schon Sex gehabt hatte. Damit glaubte sie berechnen zu können, wie lange unserer Beziehung überhaupt dauern könnte. Wohl wissend, dass meine Probezeit verlängert werden würde, versuchte ich eine gewisse Zeit, einer Antwort auszuweichen. Im Geheimen fing ich doch an zu zählen. Gelebte Sexualität war mein Kriterium. Wieder einmal darauf angesprochen, schon etwas mürbe vom Scharren, Zuwarten und Spazieren, erwiderte ich gereizt: «Es sind etwas mehr, als ich gerade alt bin, Sex mit Männern auch mitgezählt!» So etwas hatte sie nun doch nicht erwartet, und sie zeigte sich mir gegenüber wieder spröder. Und ich geriet in einen Erklärungsnotstand! Dass die Sängerin Madonna gleich alt sei wie ich und mit 75 Männern geschlafen habe, ließ sie als entschuldigende Antwort nicht mehr gelten.

Eigentlich wusste ich, dass meine Antwort sie aufbringen würde. Doch sie hat sie von mir verlangt, und ich war bereit, wieder einmal im Leben alles auf eine Karte zu setzen, mich zu offenbaren und unter Umständen etwas zu verlieren. Viel zu oft habe ich erlebt, wie sich Menschen mit vorgefassten Meinungen mir gegenüber stellten, die diesbezüglich keinen Erfahrungswert vorzuweisen hatten und trotzdem über mein Verhalten urteilen wollten. Doch wer mich etwas fragt, sollte keine Antwort scheuen, dies war bis dahin meine Grundsatz. Unwahrheiten sind mir ein Gräuel. Wer mit mir befreundet sein will, hat mich mit meinen Sonnen- und Schattenseiten zu lieben. Ein Leitsatz, dem ich bis heute treu geblieben bin. Doch habe ich mit den Jahren auch schmerzvoll gelernt, dass es durchaus Sinn macht, sein Herz nicht immer auf der Zunge zu tragen. Etwas mehr Diskretion ist manchmal von Nöten, um sich nicht selber zu schaden. Denn nicht jedem Menschen ist es gegeben, sein Leben leidenschaftlich zu leben. Starke Gefühle machen Angst, können einen aus der Bahn wer-

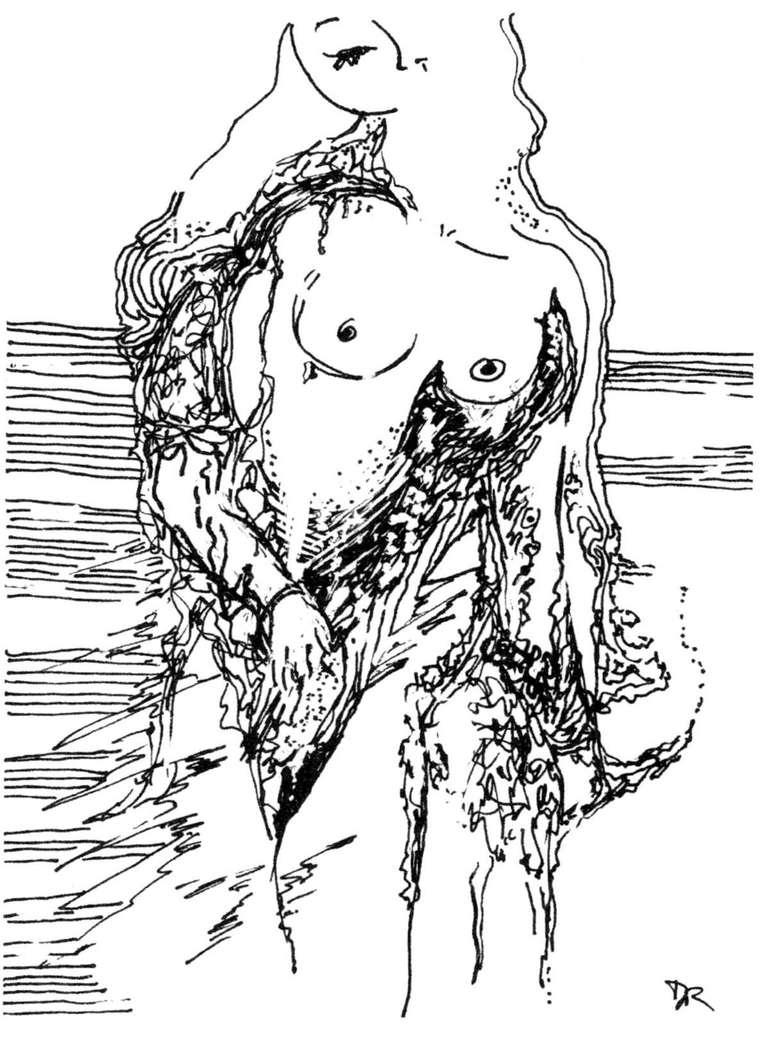

Traumgefühle

fen. Für Menschen, die ihr Leben kontrollieren, um es für sich überschaubarer zu gestalten, ist es bereits eine Brüskierung und Kampfansage, die Ausschweifungen eines anderen anzuhören. Doch wie geht es Menschen, die ihr Abwägen spüren müssen, um zu entscheiden, die nicht anders können als ihre Grenzen zuerst auszuprobieren, bevor sie gesetzt werden?

15. Mein Sex-Problem

Ich bin in einer für mich persönlich katastrophalen Situation, aus der ich nicht mehr herauskomme.

Es dreht sich alles um mein Sex-Problem, welches schon früh begann. Ich erinnere mich nicht einmal mehr an meine erste sexuelle Erfahrung mit einer Frau, d.h. ich kann nicht mehr mit Sicherheit sagen, mit welcher Frau, wie oder wann es war. Es kommen mir zwar fünf Frauen in den Sinn, mit denen ich mehrmals sexuelle Kontakte hatte, bevor ich mit 23 Jahren meine Frau kennen lernte, aber kaum Einzelheiten.

Ich hatte von Anfang an das Gefühl, dass sie die Frau meines Lebens sei und habe dieses Gefühl bis heute behalten. Leider haben sich bereits zu Beginn Schwierigkeiten manifestiert, auch im Zusammenhang mit der Sexualität, die auf beiden Seiten tiefe Wunden hinterlassen haben.

Hauptsächlich dreht sich das Problem um die Treue resp. Untreue. Seit mehr als 20 Jahren trage ich mich mit dem Gedanken, einen Seitensprung machen zu wollen oder zu müssen, will aber den Schritt nie tun, aus Angst, mich selbst oder meine Frau zu verlieren.

Den Wunsch bzw. das Begehren nach anderen Frauen verdränge ich mit abnehmendem Erfolg: Die ersten 15 Ehejahre ging es auf und ab. Zeitweise bedrängte und belastete es mich sehr, zeitweise – v.a. wenn ich es mit meiner Frau gut hatte – vergaß ich es fast. In den letzten drei Jahren jedoch vergeht kaum ein Tag, an dem ich nicht halb verrückt werde ob der Tatsache, dass ich auf irgendwelche Frauen auf der Straße scharf bin und dies gleichzeitig nicht wahrhaben will.

Ich spüre dies in den letzten sechs Jahren mehr und mehr auch körperlich, als Druck auf der Brust, oder als Reißen in den Gliedern oder in den Genitalien, das sich dann zu einem unangenehmen Dauerklemmen ausweitet, sodass ich wirklich tagein tagaus damit konfrontiert bin.

Oft komme ich mir vor wie ein Triebtäter, der noch keine Tat begangen hat, außer in Gedanken. Wenn ich z. B. in einen Zug steige, in dem einige hübsche junge Schülerinnen sitzen, dann bin ich vollständig ergriffen und erregt bis in die äußersten Fingerspitzen und natürlich völlig unkonzentriert auf den Rest meiner Umgebung. Ich kann versuchen, der Stimmung nachzugeben, was mich fast zum Wahnsinn treibt und dann die jungen Frauen mit zehrenden Blicken verfolgen; oder aber ich versuche, mich auf meine Angelegenheiten zu konzentrieren, was mir dann aber auch nicht recht gelingen will. Und so quält mich dann das schlechte Gewissen.

Dieser Zustand besteht nun schon seit Jahren, langsam geht es über meine Kraft.

Daneben lebe ich mit meiner Frau seit Jahrzehnten in einer Beziehung, die alles andere als leicht ist, die aber auch immer wieder sehr schön und wild sein kann und die ich um keinen Preis verlieren möchte. Ich liebe meine Frau sehr, sofern man hier von Liebe reden kann, wenn ich sie doch innerlich tagtäglich mit anderen Frauen hintergehe.

Manchmal denke ich, es wäre endlich Zeit, die Konsequenzen zu ziehen und sie zu verlassen. Gleichzeitig macht sich eine riesige Trauer breit, weil ich denke, dass ich nie mehr einen Menschen finden werde, der – wie meine Frau – mit mir durch dick und dünn gehen wird (die Erfahrungen, die ich mit anderen Menschen mache, deuten ganz in diese Richtung: Abbrüche noch und noch). Wir sind uns in all den Jahren so vertraut und bekannt geworden. Warum soll ich so etwas Wertvolles wegwerfen?

Dann denke ich wieder, dass ich einfach Geduld haben muss, dass ich meine Lebensaufgabe (neben Sex müsste es doch noch eine geben) finden muss und dass sich dann vieles erledigen würde, was mich heute plagt.

Bis vor wenigen Monaten habe ich auf ein Wunder gehofft. Aber das gibt es nicht, dieses Wunder. Ich habe eigentlich alle Hoffnung aufgegeben und wäre manchmal fast froh, wenn sich irgendeine Katastrophe ereignen würde, nur damit etwas passiert.

16. ADHS in der Paarbeziehung

Seit ein paar Jahren weiß ich, dass ich selbst unter den ADS-Symptomen leide. Ich habe inzwischen gelernt mich diesbezüglich zu beobachten und bewusster damit umzugehen. Dies gilt auch für meinen Partner. Mir scheint, sein Bewusstwerdungsprozess verzögere sich jedoch bedingt durch seine eigene innere Abwehr, sich mit diesem Thema zu beschäftigen und die Tatsache als solches zu akzeptieren. Zudem findet er, ADS werde vielfach als Vorwand benutzt, um negative Charakterzüge zu entschuldigen.

Unsere Beziehung wurde erst schwierig, als wir als Eltern zwei eigene Kinder zu betreuen hatten, wovon eines hyperaktiv ist und bei dem bereits mit vier Jahren ADS diagnostiziert wurde. Für mich war der Prozess in der Familie dreifach schwierig: Mit meinem eigenen ADS oft an meine Grenzen stoßend (vergesslich, unausgeglichen, überfordert etc.), galt es den Bedürfnissen beider Kinder und den Ansprüchen des Partners gerecht zu werden. Meinen Partner störten herumstehende Waschkörbe, Verlegte Schlüssel, Taschen, Portemonnaies etc.; mein Ideenreichtum, der so schnell wie möglich in Tat umgesetzt werden sollte; das Mich-Vergessen, sei es beim Lesen, Telefonieren, Musizieren, Zeichnen oder beim Schwatz mit der Nachbarin; ein halbleerer Kühlschrank.

Viel schlimmer aber waren andere Entwicklungen in unserer Ehe. Mein Mann heiratete mich im festen Glauben, er könne mich nach seinen Wünschen formen. Auch stellte er sich klare Rollenteilung vor. Er – der Ernährer, ich – die Hausfrau und Mutter. Als ich auch noch die Rolle der Kirche in meinem Leben in Frage stellte, war die Krise perfekt. Lange schien mein Mann der starke, strukturierte und klare Teil in unserer Familie zu sein, bis mir einiges auffiel:

- Er konnte die Kinder nicht führen, sondern tolerierte ihr Verhalten und brach später darob in Wut aus.
- Er entzog sich so oft wie möglich dem Familiengeschehen, entweder durch innere Abwesenheit oder durch übermäßiges Arbeiten.

- Er beharrt stur auf seinen Meinungen und will andere Meinungen nicht gelten lassen.
- Alle Tätigkeiten, Ferien usw. müssen bis ins Detail geplant sein, jeder Tag braucht eine klare Struktur.
- Neue Situationen und Unvorhergesehenes bringen ihn aus der Fassung.

Wir haben viele Situationen erlebt, in denen wir alle vier überfordert waren. Inzwischen habe ich meine Arbeit aufgegeben (ich war dreieinhalb Jahre zu 60 % berufstätig) und konzentriere mich auf das Familienleben – versuche, der ruhende Pol zu sein. Im Haushalt sind wir noch nicht über den Berg, denn kaum ist aufgeräumt, entsteht bereits wieder an einem neuen Ort ein Chaos. Ich muss mich nun ganz auf die Ordnung in den gemeinschaftlichen Räumen und die Versorgung der Tiere konzentrieren. Die Kinder sind recht selbständig geworden, und ihr Selbstvertrauen wächst von Tag zu Tag. Mein Mann ist glücklich über meine Rolle als Familienfrau und belohnt mich, indem er morgens die Kinder weckt, das Frühstück zubereitet und einkaufen geht. Seit sich meine Vermutung verstärkt hat, mein Mann könnte evtl. auch an einem ADS leiden, verhalte ich mich ihm gegenüber auch ganz anders.
- Ich kontrolliere mein Verhalten und reagiere nicht aus dem Bauch bei seinen Wutausbrüchen.
- Ich beruhige zuerst ihn und die Lage und gebe jedem Familienmitglied zu verstehen, dass ich es verstehe.
- Ich versuche, die hinter der Aggression versteckten Gefühle anzusprechen.
- Ich spreche darüber, was jetzt bei uns abläuft.
- Vor allem versuche ich selbst, sehr ruhig zu bleiben und mich nicht persönlich verletzt oder angegriffen zu fühlen.

Ich spreche mit meinem Mann so, wie ich es gerne hätte, dass andere mit mir sprechen würden, wenn ich mich aufrege. In der Familie aber kann ich es mir gar nicht leisten, mich aufzuregen. Ich muss der ruhende Pol sein, muss meine Bedürfnisse nach Berufstätigkeit zurückstecken und fühle mich, was das Gefühlsmäßige angeht, oft sehr einsam.

Heute bin ich oft strenger mit den Kindern und lasse Mann und Kinder ihren «Knatsch» selber austragen. Da die Kinder jetzt in der Pubertät sind, können sie sich selbst besser wehren.

Das ADS stört nicht nur meine Wahrnehmung, sondern ich erlebe sie oft intensiviert und erweitert. So kann ich meinem Mann genau erklären, was in ihm abläuft, was er mir immer wieder bestätigt. Ich erkenne viele Probleme und soziale Konflikte in den verschiedensten Lebensbereichen, bevor andere überhaupt etwas merken; sie sind dann entweder froh, darüber zu hören, oder aber verschließen Augen und Ohren. Erst jetzt erkenne ich langsam, dass diese Begabung – richtig eingesetzt – sehr wertvoll ist, wenn ich von neutralem Boden aus anderen Menschen meine Einschätzungen mitteile.

Ohne Medikamente könnte ich diesen Alltag nicht bewältigen! Für uns alle ist es ein fast täglicher Kraftakt, und es ist eine Kunst, miteinander klar zu kommen, ohne dass jemand unterliegt. So werden wir je länger je mehr zu ADS-Lebenskünstlern. Ich blicke mit einem tiefen Atemzug auf unser gemeinsames Leben zurück, blicke nach vorn, atme nochmals tief ein und sage mir: «Wir werden es schaffen, unseren Kindern den nötigen Halt und Boden zu vermitteln. Nehmen wir es als Herausforderung und als Chance persönlich zu wachsen, denn es bleibt uns nichts anderes übrig.»

17. Ehe und Partnerschaft: An der Sonne, im Schatten

An der Sonne

Wir haben mit 23, 24 Jahren geheiratet. Meine Frau ist eine wundervolle, tüchtige Frau. Sie hat neben der Familie in all den Jahren immer in größeren oder kleineren Pensen als Lehrerin gearbeitet und unsere Kinder vortrefflich betreut.

Ich bin, obwohl getrennt von ihr, immer noch gern in Gesellschaft meiner Frau. Die Distanz macht mich für sie auch erträglicher.

Zweiundzwanzig Jahre verheiratet zu sein, ist eine Leistung. Das war nur möglich, weil in beiden Herkunftsfamilien der Druck zum Durchhalten wie ein ungeschriebenes Gesetz bestand. Mit dem Tod aller Elternteile und dem Erwachsenwerden der beiden Kinder waren die äußeren Zwänge dann nicht mehr gegeben.

Ich fühle mich teilweise befreit und habe im letzten halben Jahr viel dazugelernt. Ich lerne vielleicht, endlich mein eigenes Leben zu gestalten.

Ich habe ein neues Leben angefangen und lebe im Moment allein in der Stadt, besorge meinen Haushalt und achte auf mein Gewicht und meine Gesundheit.

Ich habe mehrere gute Arbeitskolleginnen mit denen ich mich regelmäßig ausgiebig austausche, aber keinen eigentlichen Freund. Ich treffe mich auch ab und zu mit meiner Frau. Vielleicht haben wir uns versöhnt?

Ich selber arbeite heute in mehreren Anstellungen als Lehrer und Schulleiter. Es gelingt mir immer wieder, meine Kompetenzen in konzeptionellen Arbeiten, bei der Durchführung von schulinterner Fortbildungen und bei der Moderation von Entscheidungsprozessen unter Beweis zu stellen. Meine Stärke ist der Umgang mit schwierigen

Mitmenschen, insofern ich das Problem angehe. Ich entwickle laufend kreative unkonventionelle Lösungsprozesse, die ich dann hartnäckig durchziehe.

Im Schatten

Es hat mich beschämt, wenn ich meiner Frau in wesentlichen Kompetenzen unterlegen war:

- die Zeiten planen und Pläne einhalten
- zeitliche Verspätungen einschätzen und flexibel neu planen
- Autofahren ohne Schaden und sich beim Fahren orientieren
- Abmachungen treffen und Versprechen einhalten
- zielgerichtet haushalten
- die eigene Körperhygiene pflegen
- schwierige Telefone/Gespräche angehen
- überlegte, vernünftige Entscheidungen treffen
- sorgfältig und ruhig arbeiten

Das konnte ich meiner Frau nicht bieten:

- positive Gefühle, Anerkennung und Selbstwertschätzung
- Geburtstagdaten, Arbeitszeiten und Termine zuverlässig speichern
- mit den Kindern vernünftig sprechen. Ich habe meine Vorliebe zum Sich-Balgen beibehalten
- Arbeitsaufwand abschätzen und sorgfältig mit geleisteten Diensten umgehen
- mit Stress umgehen, ohne auszurasten

Meine Frau hat meine Handlungen und die dazugehörigen Argumentationsketten immer weniger nachvollziehen können. Das Zusammenleben wurde immer schwieriger, weil ich in meinem Starrsinn meine Sache in vielen Fällen durch- und weitergezogen habe, ohne nach links oder rechts zu schauen, und Fehler stur abgestritten habe.

Nach 22 Jahren habe ich meine Familie vor einem halben Jahr verlassen, nachdem ich mein Glück vorübergehend in einer Liebesbeziehung gesucht und damit meine Frau irgendwie endgültig verletzt hatte.

Ich habe nie gelernt, mit Einsamkeit umzugehen, und leide gelegentlich wie ein Schwein, wenn mich niemand zu Hause erwartet. Die Stadt empfinde ich denn auch als teilnahmslos und lebensfeindlich. Meine Kinder machen mir Vorwürfe, weil ich die Familie in der Idylle auf dem Land verlassen habe.

18. Beziehungen

Intensive Beziehungen und Einsamkeit – beides floss in meinem Leben ineinander und auseinander. So suchte ich enge Beziehungen zu Frauen und liebte dennoch einsame, melancholische Phasen. In einer Beziehung aufgehen, um dann wieder die Unabhängigkeit zu suchen – alles war neben- und miteinander möglich.

Eine wichtige Konstante in meinem Beziehungsleben war sicher, dass es bei mir eine Art symmetrische Gefühle auslösen konnte, wenn eine Frau in mich verliebt war. Diese «Spiegelung» war einige Male die Ouvertüre für Liebesgeschichten.

Treue, Konstanz und Verbindlichkeit waren in meinem «Liebesleben» jeweils eher Stiefkinder, die oft zurückstecken mussten, wenn eine andere Frau auftauchte und stürmisches plötzliches Verliebtsein und Erotik brannten. In diesen Momenten gab es dann nur die eine Liebe, die wirklich zählte. Die Grenzen waren aufgehoben.

Doch diese Sicherheit war oft trügerisch und machte schnell einer Ernüchterung Platz, hinter der die «gewohnte» Beziehung bald wieder zum Reißen, zum Begehrenswerten wurde. Ein Hin und Her wurde zum Auf und Ab verbunden mit Verletzungen.

Während meiner Lehrzeit, aber auch anschließend im Laufe meiner «Wanderjahre», erlebte ich eine wilde, aber auch spannende Zeit, als ich bedingt durch mehrere Stellenwechsel auch oft den Wohnort wechselte: zahlreiche Beziehungen zu Frauen, die ich einging, auflöste, wieder aufnahm. Kürzere und längere Beziehungen wechselten sich ab. Mehr als ein paar Monate, manchmal auch nur Wochen, erlebte ich das Gefühl einer stabilen Beziehung verbunden mit dem Wissen, treu zu sein, nie.

Dies änderte sich, als ich nach dem jahrelangen «Umherirren» sesshaft wurde und meine heutige Frau kennen lernte. Bereits nach kurzer Zeit dachten wir beide an die Gründung einer Familie. Nie zuvor hatte ich dieses Gefühl, diese Sicherheit – trotzdem wurde mir schwindlig bei dem Gedanken, dass all die süßen Geschichten von vorher nun eben Vergangenheit wären und das Kommen und Gehen nicht mehr sein sollte.

Schon bald schlichen sich Nostalgie und Sehnsucht nach den schönen, wilden Jahren ein, und Zweifel begannen zu nagen an der Haltbarkeit des Versprechens «bis der Tod Euch scheidet». Ein paar Jahre dauerte das, dann verliebte ich mich erneut. Lange Gespräche, zeitweise täglich, prägten das Leben, drängten sich in den Vordergrund. Zu mehr als Schmusen kam es mit ihr jedoch nicht. Doch der Schock, in sie verliebt zu sein, und das Gefühl zu haben, sie momentan vorzuziehen und meine Partnerin zu betrügen, saß tief. Irgendwann kam es zum Crash, meine Frau merkte, dass das Feuer auswärts brannte. Die Außenbeziehung brach, Kontakte wurden abgebrochen. Zurück blieb bei mir eine große Leere, ich fühlte mich am Boden zerstört.

Es dauerte einige Monate, ehe ich dies alles wegstecken konnte, Monate in denen ich voller Zweifel und auch Wehmut war, ob das Leben in einer festen Beziehung das richtige für mich ist, oder ob ich aus der Ehe aussteigen sollte.

Ich entwickelte Strategien, um den «Versuchungen» und dem damit verbundenen Wechselspiel zu entgehen. Um dem Schleuderkurs auszuweichen, machte ich mir vor, nicht zu merken, wenn eine andere Frau als die Partnerin mich begehrte. Ich errichtete Mauern um mich herum, vermied es, allein in den Ausgang zu gehen, ging «gefährlichen Kontakten» aus dem Weg und mied sogar Blickkontakte. Wenn «etwas» denkbar wurde oder es gar schon knisterte, versuchte ich, auf irgendeine Weise zu fliehen. Falls ich doch Kontakte zu Frauen pflegte, auch wenn sie noch so harmlos waren, begann ich sie vor meiner Partnerin zu verbergen, es könnte ja sonst die Frage kommen «Bist Du in eine andere Frau verliebt?»

Trotz «Lawinenverbauungen» und «Hochwasserschutz» schlichen sich ab und zu intensivere Beziehungen ein. Das schlechte Gewissen und der Stress, erwischt zu werden, waren dann stete Begleiter.

Außerehelichen Affären ging ich weitgehend aus dem Weg, versuchte, auf Kurs zu bleiben zwischen einer meistens aufregenden und guten Beziehung zu meiner Partnerin und Intermezzi mit Schwindel erregendem Verliebtsein nach außen, unterlegt mit der Sicherheit, wieder zurückzukehren.

Dabei stehen sich die irrationale und süße Welt des Verliebtseins und die bohrenden Zweifel gegenüber, diesen Gefühlen ausgeliefert zu sein und sie nicht kontrollieren zu können, sie nicht im Griff zu haben. Dazu gesellen sich die mahnenden Stimmen, auf unmoralischen Pfaden zu wandeln, das Gefühl, Versprechen nicht einzuhalten und andere Abweichungen vom idealisierten Bild einer Beziehung zuzulassen.

19. Mein Leben als Haus- und Familienfrau

Im Sommer 1983 kam mein Sohn zur Welt, und ich gab meine Arbeitsstelle auf, um mich – wie es so schön heißt – fortan voll und ganz der Familie zu widmen. Ziemlich genau drei Jahre später gesellte sich die Tochter dazu. Als Mutter von diesen süßen Babys und später Kleinkindern bekam ich immer wieder zu hören: «Genieße diese kleinen Kinder, so sehr du kannst, denn diese Zeit geht so schnell vorbei!» Es stimmt, diese Jahre gingen schnell vorbei, doch das Genießen blieb dabei auf der Strecke. All die unzähligen Verrichtungen, die ein Haushalt mit Babys oder Kleinkindern erfordert, füllten meine Zeit vollkommen aus. Körperpflege der Kinder und eigene Körperpflege, Baby ernähren, Menüplanung, einkaufen, kochen, abwaschen, Baby anziehen, spazieren gehen, Baby wieder ausziehen, Wäsche und Windeln waschen, bügeln ... Dabei konnte es Abend werden, und auf der Beziehungsebene war noch nicht viel gelaufen, geschweige denn in Sachen Aufräumen oder Putzen. Die Ordnung in der Wohnung ließ immer mehr zu wünschen übrig, was dazu führte, dass ich keinen Kontakt mit anderen jungen Müttern suchte. Zudem dauerte bei mir immer alles viel länger: Wenn ich um 15 Uhr endlich die Küche fertig und die Kinder aus dem Mittagsschlaf genommen hatte, waren die anderen Mütter längst unterwegs.

Heute sind meine Kinder Teenager. Sie ziehen sich alleine an, führen den Löffel selbständig zum Mund und gehen ihrer Wege. Die Grundprobleme aus jener Zeit aber sind geblieben. Immer noch fressen die täglichen Verrichtungen in meinem Haushalt viel zu viel Zeit auf. Immer noch kämpfe ich gegen Unordnung und Schmutz, immer noch öffne ich dann und wann die Türe nicht, wenn es läutet. In unserem Schlafzimmer wartet ein ganzes Zeitungsarchiv darauf, irgendwann einmal – wenigstens diagonal! – durchstöbert zu werden. Zu leiden habe ich auch unter dem Bumerang-Effekt: Die Kleinkinder-Mutter, die ich war, konnte ihre Kinder schlecht zur Ordnung erziehen. Folge: Noch heute lassen deshalb meine Kinder alles stehen und liegen, wo es gerade ist.

Die meisten im Haushalt Tätigen arbeiten nach dem Prinzip von der Oberfläche zur Tiefe. Das heißt sie kümmern sich in erster Linie um das tägliche Wohl ihrer Familie (einkaufen, kochen, waschen) und um eine oberflächliche Ordnung und Sauberkeit in ihrer Wohnung – die so genannte tägliche «Routine»). Meist decken diese beiden Bereiche etwa den halben Arbeitstag ab, sodass sie die andere Tageshälfte für andere Verpflichtungen zur Verfügung haben: Kontakte pflegen, einen Besuch vorbereiten, größere oder tiefergehende Putzarbeiten, etc.

Diese Vorgehensweise funktioniert bei mir nicht, weil mich die primären Bereiche bereits viel zu stark absorbieren. Wenn dann trotzdem einmal verfügbare Zeit auftauchen würde, wüsste ich unter den 1000 wartenden Projekten nicht, welches ich zuerst anpacken soll.

Deshalb habe ich nach und nach mein eigenes System entwickelt, welches die gesamten Hausarbeiten in verschiedene Ebenen und verschiedene Tagesportionen unterteilt und im Laufe der Tage, Wochen und Monate reihum durch die Wohnung führt. Täglich nehme ich mir einen Bereich vor, den ich oberflächlich in Ordnung zu bringen habe und ein Bereich aus einer der anderen Ebenen.

In der Einhaltung dieser Tagesportionen habe ich eine eiserne Disziplin. Wenn es sein muss, erledige ich die betreffende Arbeit noch spät nachts. Trotzdem stoße ich regelmäßig an Grenzen: Besuche z. B. sind für mich der reinste Horror, denn dann muss ich etwas erreichen, was ich ja normalerweise nicht schaffe: den gesamten Haushalt in Ordnung haben und erst noch ein spezielles Essen kochen. Aus diesem Grund laden wir nur so viel Besuch ein, wie nötig ist, um nicht ganz zu vereinsamen. Ein weiterer Krisenpunkt ist jeweils der Aufbruch in die Ferien: genügend saubere Wäsche bereitlegen, die Wohnung so herrichten, dass die Nachbarin zur Katze schauen kann, und daneben auch noch packen: Das überfordert mich regelmäßig, auch wenn mein Mann mithilft. Häufig gibt es dann Streit, weil ich die Wohnung sauberer hinterlassen möchte, als er es für nötig hält.

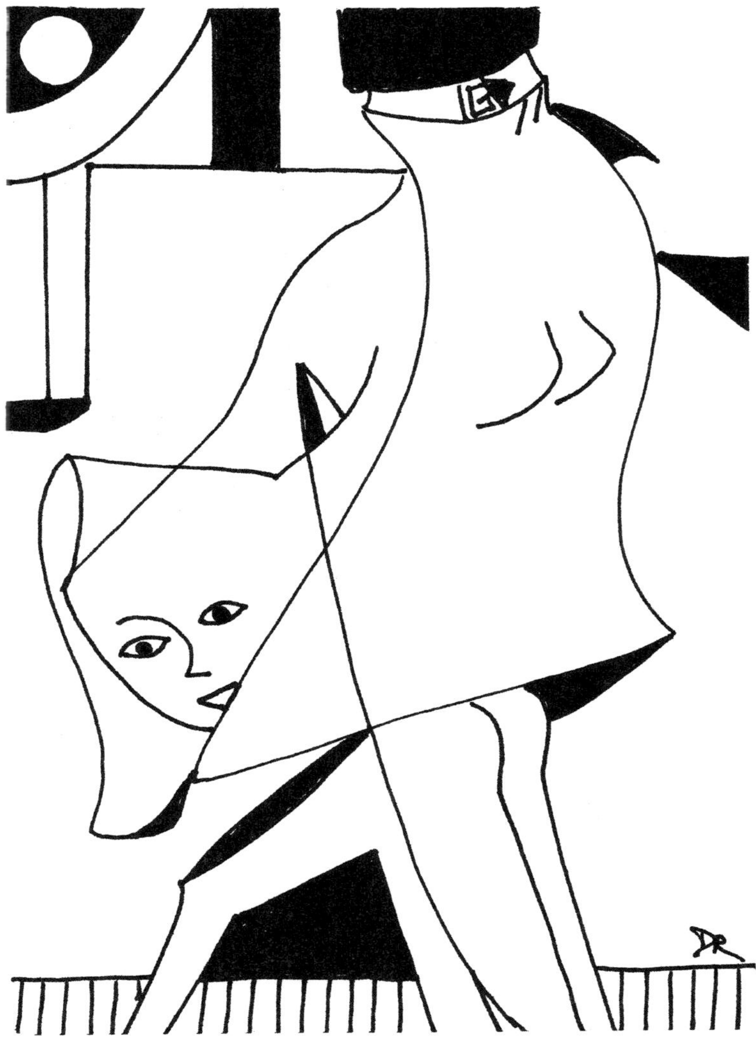

wo nur steht mir der Kopf

Schwierigkeiten prägen natürlich auch unsere Partnerschaft. Sie gleicht einer Pflanze, die zu wenig Nahrung bekommt und erst noch dauernd allen möglichen Stürmen und Frostschüben ausgesetzt ist.

Zu wenig Nahrung bedeutet vor allem auch zu wenig Zeit. Seit seinem Stellenwechsel vor zwei Jahren kommt mein Mann abends später nach Hause und ist oft müde und ausgelaugt, während ich bis tief in die Nacht geschäftig herumhantiere und Versäumtes nachzuholen versuche. Mit Stürmen meine ich meine von Gereiztheit und manchmal Wut geprägten Äußerungen, die in dem Maße zunehmen, als ich mich überfordert und (von unserer Jungmannschaft) ausgenutzt fühle. Frost bedeutet der Umstand, dass wirkliche Gespräche und Zärtlichkeiten immer seltener und immer unmöglicher werden. Mein Mann hat gelernt, mit Problemen wie Unordnung, Unsauberkeit etc. zu leben. Es ist ihm bewusst, dass sie nicht von Faulheit, sondern von anderen Schwierigkeiten herrühren, und er hilft nach Kräften im Haushalt mit, was ich sehr schätze. Trotzdem konstatiere ich verschiedene Formen von Rückzug: sich vereinnahmen lassen vom Beruf, Wortkargheit, nicht mehr richtig zuhören, Vereitelung von Diskussionen ... Es entlastet mich zwar, wenn ich sehe, dass nicht eine/r von uns ausschließlich Täter und der/die andere voll und ganz Opfer ist. Das bedeutet aber auch, dass nicht alles in meiner Hand liegt, auch wenn sich meine Lebensumstände und meine Lebensqualität verbessern sollten.

20. Die Jagd nach hochgradiger Stimulation

Seitdem mein Leben durch zwei Kinder und einen Beruf völlig zugepackt ist, suche ich nicht mehr so Stimulation. Doch vor den Kindern, eigentlich seit ich das erste Mal allein in den Ausgang durfte, gierte ich nach dem Leben. Mein Leben spielte sich in Kneipen und Discos ab. Sex and Drugs and Rock'n' Roll. Ich habe es keinen Abend zu Hause ausgehalten, war völlig orientierungslos, ohne Boden unter den Füßen und lange Zeit auch suizidgefährdet. Immer kombiniert mit viel Alkohol oder Haschisch oder einem guten Mix daraus. Und auf der Suche nach einem Mann für die Nacht oder dem Mann fürs Leben, bei dem ich endlich zur Ruhe kommen könnte. Ich habe mich fast zu Tode amüsiert und denke, dass ich beinahe Alkoholikerin war. (Heute spielen Alkohol und Drogen keine Rolle mehr, aber wer weiß, was das Leben noch so bringt.) Mein Leben war ein Tanz auf dem Vulkan mit den entsprechenden Kater- und Schuldgefühlen am nächsten Morgen, weil ich ja gar nicht ich war.

Nach einem Nervenzusammenbruch habe ich lange Zeit überhaupt keinen Alkohol mehr trinken können. Ich habe immer Angst gehabt, das bisschen Kontrolle, was ich noch hatte, auch noch zu verlieren. Heute trinke ich im normalen gesellschaftlichen Rahmen. In meinen längeren Beziehungen habe ich immer wieder Streit gesucht, wenn ich die Unlustgefühle nicht ausgehalten habe.

Obwohl ich ganz viel zu tun habe, kann ich es nicht machen. Ich langweile mich dann zu Tode, schaue fern oder lese die Zeitung. Mir kämen ganz viele Sachen in den Sinn, aber ich kann sie nicht machen. Ich bin blockiert und fahre immer in den gleichen Bahnen. Als Kind habe ich sehr unter Langeweile gelitten, konnte mich nicht beschäftigen oder durfte auch nichts unordentlich machen. In meiner wilden Zeit bin ich richtig herumgetigert.

Auf Partys bin ich immer nach zwei bis drei Stunden genervt. Entweder wird es mir zu viel, oder es langweilt mich. Wenn jedoch mein Thema getroffen wird, kann ich nächtelang diskutieren. Auch früher, in meiner wilden Zeit, habe ich nach zwei oder drei Stunden meine Freunde verlassen und bin alleine weitergezogen.

Auf der anderen Seite kann ich nicht abschalten. Ich werde nachts wach, weil ich Lappalien vergessen habe, leide also unter Schlafstörungen. Es fällt mir so schwer, mich abzugrenzen, auch Konflikte (und davon gibt es bei uns am Arbeitsplatz viele) lassen mich nicht schlafen. Wenn ich frei habe, kapsele ich mich fast immer völlig ab, ich bin so überreizt von diesen ewigen Menschen und Problemen.

Besuch ist eine Katastrophe. An freien Tagen versuche ich dermaßen krampfhaft, meine innere Ruhe wieder zu finden, mich selbst zu spüren und Ordnung in der Wohnung zu machen, dass Überraschungen mich völlig aus dem Gleichgewicht bringen und auch sehr aggressiv machen können.

Ich brauche jeden Mittag meine Auszeit, um mich wieder zu sortieren, weil ich vom Morgen völlig erschöpft bin. Ich denke dann darüber nach, was ich alles falsch gemacht habe, was die und die Aussage eines Kollegen eigentlich bedeutet hat, weil ich es in der Situation oft nicht ganz begreife. Eine schlechte Nachricht, die mir mit einem Lächeln überbracht wird, kann ich nicht sofort erkennen. Meist schlafe ich dabei ein und wache nach ein bis zwei Stunden gerädert wieder auf.

Ausbrüche sind auch ein Thema. Nach Jahren «everybody's darling», in denen ich mich nicht traute, den Mund aufzumachen, tut es mir gut, mich jetzt immer öfter auch außerhalb der Familie zu wehren. Auch wenn dieses Aufbegehren von der Sache her meist gerechtfertigt ist, vergreife ich mich oft derart im Ton, dass ich fragwürdig erscheine. Es ist auf eine Art auch okay, Klartext zu reden, und ich stehe auch dazu, was ich gesagt habe, aber ich hasse es, wenn ich die Kontrolle verliere. Meine Kinder wagen es nicht mehr, mich zu stören, wahrscheinlich weil sie meine Ausbrüche fürchten.

21. Das Zusammenleben mit einem ADS-Partner

Ich bin 40 Jahre alt, wir sind seit 19 Jahren verheiratet und kennen uns schon seit ca. 25 Jahren. Wir haben zusammen zwei Kinder, einen Sohn und eine Tochter. Wir haben nicht nur harmonische Zeiten erlebt. Nein, manchmal hat es heftige Stürme gegeben. In all den Jahren haben wir mit Hochs und Tiefs leben gelernt. Wir haben unsere Kommunikation und die Streitkultur verbessert, aber ein Problem hat sich bis heute nicht geändert. Unsere Sexualität:

Mein Mann hat immer das Bedürfnis nach Sex. Auch wenn er krank ist, schlecht gelaunt, überarbeitet, sein Drang ist immer da. Es ist ein ewiges Drängen von seiner Seite, dem ich einfach nicht gewachsen bin. Ich habe ein großes Bedürfnis nach Nähe und Harmonie, und wenn das nicht stimmt, streikt meine Sexualität.

Bei meinem Mann ist das gar nicht so. Auch wenn wir uns überhaupt nicht einig sind, er könnte immer. Wenn er dann nicht zu seiner Befriedigung kommt, wird er mürrisch und verdrießlich. Er hat keine Geduld mit mir und auch den Kindern, und es gibt wegen jeder Kleinigkeit Streit. Er steht wie unter Strom, er findet keine Ruhe, kann nicht schlafen. Solange er seinen Höhepunkt nicht gehabt hat, herrscht bei uns eine sehr explosive Stimmung.

Mit diesem Verhalten setzt er mich extrem unter Druck. Es gibt zwei Möglichkeiten dieses Dilemma zu beenden. Erstens: Wir haben zusammen Sex.

Zweitens: Es kommt zu einem Streit. Denn irgendwann ertrage ich die Anspielungen und Gehässigkeiten nicht mehr, und ich wehre mich. Da kann er dann ganz ruhig den beleidigten, über allem stehenden Mann mimen. Ich schreie herum und bin am Ende kaputt und ärgere mich am meisten über mich.

Beide Möglichkeiten sind nicht sehr gut. Denn auch der Sex unter diesen Umständen ist nicht sehr befriedigend für mich. Aber unter diesen Umständen ist es sehr schwierig, die Ruhe zu bewahren. In einzelnen Fällen schaffe ich es, gut zu reagieren, leider zu oft nicht. Ich habe immer das Gefühl, dass ich nicht genüge. Ich kann machen, was ich will, es reicht ihm nicht,

Ich mogle mich weiterhin irgendwie durch und hoffe, dass sich irgendwann auch bei meinem Mann eine Veränderung ergibt.

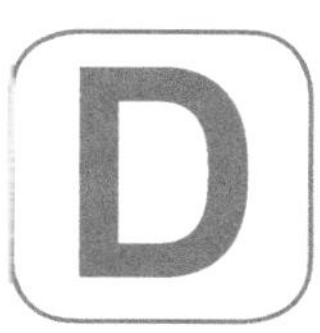

Diagnose und Therapie

Einleitung

Kollegen, welche den folgenden Abschnitt lesen, mögen mich entschuldigen, wenn ich mich jetzt zuerst an die ADHS-Betroffenen wende und ihnen folgenden Ratschlag gebe:

Liebe Leserin, lieber Leser, falls Sie in der Annahme, an einer ADHS zu leiden, eine Fachperson aufsuchen, erkundigen Sie sich zunächst nach dem Wissenstand Ihres Psychiaters oder Psychologen in Bezug auf ADHS: Seit wann betreut er Patienten mit einer ADHS? Besucht er regelmäßig Weiterbildungsveranstaltungen, die sich mit der Thematik der ADHS befassen? Welche psychotherapeutische Ausrichtung bevorzugt er bei der Behandlung von ADHS-Patienten: Psychoanalyse, Verhaltenstherapie, Familientherapie, Gesprächstherapie, Hypnose ...?

Ferner möchte ich Ihnen davon abraten, eine Selbstdiagnose zu stellen. Die publizierten Fragenkataloge können richtungsweisend sein, ersetzen jedoch nie die Abklärung und Diagnosestellung durch einen Fachkollegen.

Diagnose

Die Diagnose der ADHS ist, bedingt durch das vielfältige Erscheinungsbild, nicht einfach zu stellen. Für die Diagnose der ADHS ist die Erhebung lebensgeschichtlicher Daten, das heißt eine sorgfältige Anamnese, ausschlaggebend. Retrospektiv sollte das Vorliegen einer entsprechenden Symptomatik bereits im Kindesalter festgestellt werden. Patienten mit einer ADHS erinnern sich allerdings häufig nicht mehr an Einzelheiten aus ihrer Kindheit. Wenn immer möglich sollten daher auch bei erwachsenen Patienten Informationen von Eltern oder anderen engen Bezugspersonen aus der Kindheit des Betroffenen eingeholt werden. Schulberichte sind dabei häufig hilfreich und geben zusätzlich Anhaltspunkte über mögliche Lernstörungen wie Legasthenie oder Dyskalkulie etc. Bewährt hat sich zudem ein störungsspezifischer Fragenkatalog, die Wender Utah Rating Scale (WURS), zur Einschätzung einer möglichen ADHS im Kindesalter.

Der Schilderung von ADHS-Symptomen und von speziellen Problemen kommt eine große Bedeutung zu. Es ist nicht das Symptom als solches, das zur Diagnose führt, sondern das Ausmaß der beklagten Beschwerden. Dieser Aspekt erscheint besonders wichtig, wenn man bedenkt, dass praktisch jedes Symptom auch bei anderen psychischen Störungen vorkommen kann. Mit anderen Worten heißt das, dass die erwähnten ADHS-Symptome allein unspezifisch sein können. Daher ist es wichtig, sie in ihrer Wertigkeit bzw. Ausprägung und den dadurch hervorgerufenen Folgeerscheinungen zu beurteilen. Wie bei jeder relevanten Störung finden sich bei der ADHS die beschriebenen Symptome in ihrem Ausmaß außerhalb normaler Grenzen, persistieren seit der Kindheit und haben zu einer deutlichen Beeinträchtigung der Lebensqualität geführt.

Da sich viele Erwachsene mit der Zeit kompensatorische Verhaltensweisen angeeignet haben, ist es wichtig, die dafür verantwortliche Grundstörung, d.h. die ADHS herauszuarbeiten.

Depressive Verstimmungszustände kommen bei ADHS-Betroffenen oft vor, häufig ist dies auch der Grund, weshalb sie einen Arzt aufsuchen. Allerdings verlaufen solche depressiven Episoden – wie bereits erwähnt – anders als bei «richtig» depressiven Patienten. Bei ADHS-Betroffenen kann sich ein depressiver Zustand schnell einstellen, aber auch rasch wieder verschwinden. Gerade diese Uneinschätzbarkeit der Stimmungslage stellt eine Hauptklage vieler Patienten dar. Der unvorhersehbare Wechsel der Stimmungen führt zu einer Herabsetzung des Selbstwertgefühls, weil der betroffene Patient von sich den Eindruck bekommt, völlig labil zu sein. Sozialer Rückzug ist nicht selten die Folge.

Bei der Erhebung der Anamnese sollte das Augenmerk auch auf die nächsten Verwandten des Betroffenen gerichtet werden, denn die große Häufung von ähnlichen Schwierigkeiten in der Familie fällt immer wieder auf.

Eine wichtige Frage ist diejenige nach Begleiterkrankungen der ADHS. Die Diagnosestellung wird dadurch schwieriger, weil die ADHS häufig mit weiteren psychischen Begleiterkrankungen kombiniert ist. Bei genauer Analyse stellt man jedoch in der Regel fest, dass sich die Symptome von ADHS und den Begleiterkrankungen differenzieren lassen. Das Zusammentreffen von ADHS mit affektiven Störungen ist etwa bei einem Drittel aller Erwachsenen zu beobachten. Am häufigsten handelt es sich dabei um endogene Depressionen oder länger dauernde depressive Verstimmungszustände. Weniger häufig, aber in doch bis zu zehn Prozent der Fälle, findet sich eine bipolare Störung. Angststörungen sind ebenfalls nicht selten mit ADHS kombiniert. Daher ist die Kenntnis des langwierigen Krankheitsverlaufs seit der Kindheit so wichtig.

Typischerweise finden sich ebenfalls gehäuft Alkohol- und Suchtprobleme bei erwachsenen ADHS-Patienten – eine entsprechende Abklärung in dieser Richtung ist deshalb notwendig. Auch hier ist es entscheidend, daran zu denken, dass die typischen ADHS-Symptome lange vor Beginn der Abhängigkeit aufgetreten sind. Berücksichtigt werden müssen allenfalls auch andere bestehende internistische oder psychiatrische Erkrankungen.

Der Einsatz von störungsspezifischen Fragebogen ist im diagnostischen Puzzle kaum mehr wegzudenken. Bewährt haben sich dabei neben dem bereits erwähnten Wender Utah Rating Scale, die Brown ADD Scales sowie die Connors-Skalen (CAARS für Erwachsene). Speziell für Frauen ist die von Kathleen Nadeau entwickelte «ADHS-Self-Rating Scale für Frauen» sehr hilfreich. Als kurzes Screening Verfahren, welches sich vor allem für die Hausarztpraxis bewährt hat, gilt das Adult-ADHD-Self-Report-Scale (ASRS-v1.1.) der Weltgesundheitsorganisation (WHO). Zu den genannten Selbstbeurteilungsverfahren muss allerdings gesagt werden, dass es bisher keine offiziellen deutschsprachigen Versionen und keine an deutschsprachigen Stichproben durchgeführte Validierungen gibt. Als Fremdbeurteilungsverfahren und Interview kann das Wender-Reimherr-Interview (WIR) von Rösler et al. sowie die Diagnosen Checkliste ADHS (ASDHS-CL von Rösler et al.), eine an ICD-10 und DSM-IV orientierte Checkliste, eingesetzt werden. Ich muss es jedoch noch einmal betonen: Die besten Fragebogen ersetzen unter keinen Umständen die ausführliche Erhebung zusätzlicher biografischer und psychiatrischer Daten.

Ähnlich verhält es sich mit neuropsychologischen Testuntersuchungen. Eine neuropsychologische Testreihe, welche einen sicheren Nachweis einer ADHS erbringen kann, gibt es noch nicht. Dennoch ist es meines Erachtens wichtig, dass bestimmte Tests durchgeführt werden, denn diese können bei differentialdiagnostischen Unklarheiten wesentlich zur Diagnosestellung beitragen. Betont werden muss vor allem aber, dass unauffällige Testbefunde eine ADHS nicht ausschließen können.

Ebenfalls wichtig ist es, dass die Tests durch eine neuropsychologisch geschulte Fachperson durchgeführt werden. Bei mir kommen zur Zeit – je nach individueller Situation – Intelligenztests (z.B. HAWIE-R), Aufmerksamkeitstests (d2, FAIR etc.) zur Anwendung sowie eine computergestützte Testbatterie (TAP) zur Prüfung von Aufmerksamkeit, Ablenkbarkeit, Aufmerksamkeitsfokuswechsel, Interferenzausschaltung, Reaktionsgeschwindigkeit, Vigilanz und Gedächtnis. Der HAWIE-R (Hamburger Wechsler Intelligenztest für Erwachsene) wird vor allem durchgeführt, um das Arbeitsverhalten eines Betroffenen über längere Zeit in einer standardisierten Untersuchungssituation zu erfassen. Insbesondere lassen sich damit auch Schwierigkeiten in der Daueraufmerksamkeit, im Arbeitstempo und in der Strategieentwicklung beobachten. Zudem ist die Bestimmung des Intelligenzpotenzials bei jüngeren ADHS-Betroffenen im Rahmen von Fragen der beruflichen Umschulung oder Weiterbildung ein notwendiger Faktor.

Der Goldstandard für die Diagnosestellung bleiben die diagnostischen Kriterien des DSM IV (d.h. aus dem Diagnostischen Manual Psychischer Störungen der amerikanischen Psychiatriegesellschaft von 1994).

Die Therapie der ADHS im Erwachsenenalter ist – im Unterschied zur Therapie im Kindesalter – vom Betroffenen selber zu veranlassen. Das heißt, nachdem eine gründliche Abklärung vorgenommen und die Diagnose einer ADHS gestellt worden ist, sollte vorerst eine umfassende Aufklärung über das Krankheitsbild ADHS stattfinden. Viele Patienten haben zwar häufig bereits vor der ersten Konsultation Informationen eingeholt; und doch oder gerade deswegen, sind vorgefasste Meinungen und Ängste anzutreffen, vor allem in Bezug auf eine medikamentöse Therapie der ADHS. Es kommt aber auch vor, dass Patienten eine Selbstdiagnose gestellt haben und den Therapeuten «unter Druck setzen», indem sie eine sofortige Medikation mit Stimulanzien verlangen. Leider lassen sich manche Therapeuten verleiten, diesem Wunsch von Patienten nachzugeben und bereits nach einer einstündigen Sitzung die gewünschten Medikamente zu verordnen.

Ein Fall kann noch so «klar» sein – ohne eine gewissenhafte Abklärung sollte keine medikamentöse Behandlung stattfinden.

Aufklärung

Auf folgende Punkte sollte der Therapeut in einem «Aufklärungsgespräch» eingehen:

1. Die ADHS ist nach heutiger Erkenntnislage eine vorwiegend genetische, d.h. vererbte Erkrankung, die mit speziellen Auffälligkeiten im Hirnstoffwechsel einhergeht.
2. Medikamente stellen – wie bei Kindern – den Hauptpfeiler der Therapie dar.
3. Eine ausschließlich psychotherapeutische Behandlung beseitigt die Symptome nur selten.
4. Eine Psychotherapie, v.a. mit verhaltenstherapeutischem Ansatz, sollte die medikamentöse Therapie jedoch begleiten.

Zur Aufklärung gehört meiner Meinung nach auch die vom amerikanischen ADHS-Forscher Conners so benannte **Bibliotherapie**, d.h. den Patienten auf Bücher zur ADHS hinzuweisen. Oft kommt es vor, dass Patienten ihrerseits Bücher mitbringen, die sie besonders beeindruckt haben. Sie geben mir so Gelegenheit, mich noch eingehender in sie einzufühlen. Eine Patientin – sie besuchte damals noch das Gymnasium – hat in einer Therapiestunde über Hermann Hesse gesprochen. Und so kam es, dass ich mich selbst eingehender mit Hesses Biografie und Werk (und seinem wahrscheinlichen ADHS) befasste. Es ist also auch ein «Geben und Nehmen».

Nach der erfolgreich durchgeführten Aufklärung kann eine eventuell indizierte und vom Patienten gewünschte Therapie besprochen werden. Nicht selten vergehen mehrere Monate, bis ein Patient dann eine Behandlung wirklich auch wünscht. Die Therapie setzt sich dabei aus drei Grundpfeilern zusammen:

1. medikamentöse Therapie
2. Coaching und – falls notwendig oder erwünscht –
3. begleitende Psychotherapie.

Medikamentöse Therapie

Wie bei Kindern ist auch bei Jugendlichen und Erwachsenen die Behandlung mit Stimulanzien als Basistherapie anzusehen. Bei einer Mehrzahl der Patienten kann eine gute Wirkung auf (innere) Unruhe, Aufmerksamkeitsdefizit, Impulsivität, depressive Verstimmung, ängstliche Grundstimmung und Irritabilität beobachtet werden.

Die Einstellung in der richtigen Dosierung ist individuell vorzunehmen und ist unabhängig von Alter, Geschlecht und Körpergewicht. Bis zur korrekten Einstellung kann es Wochen bis Monate dauern. Wichtig zu wissen ist, dass es weder zu einer Toleranz- noch zu einer Abhängigkeitsentwicklung kommt. Das Nebenwirkungsspektrum ist gering. Appetitminderung und Schlafstörungen werden relativ häufig, Magenschmerzen und Kopfschmerzen sowie eine geringe Erhöhung von Blutdruck und Herzfrequenz gelegentlich beobachtet.

Erwachsene mit einer ADHS leiden häufig an zusätzlichen Begleiterkrankungen wie Depressionen, bipolaren Störungen oder an Angsterkrankungen. Entsprechend müssen nicht selten verschiedene Psychopharmaka kombiniert werden. Ein Grund mehr, weshalb die Medikation nur durch eine ausgewiesene Fachperson vorgenommen werden sollte.

Besteht eine Alkoholabhängigkeit oder eine Abhängigkeit von einem anderen Suchtmittel wie Cannabis oder Kokain sollte versucht werden, diese vorrangig anzugehen.

Um den Bedürfnissen vieler **Fachkollegen** gerecht zu werden, werde ich nachfolgend die medikamentöse Behandlung mit Stimulanzien noch ausführlicher darstellen:

Immer sollte der Grundsatz «first things first» wegleitend sein, d.h. bei den häufig vorhandenen Komorbiditäten sind in der Regel zuerst diese zu behandeln. Besteht z.B. ein Suchtmittelabusus, sollte versucht werden, vorerst diesen anzugehen. Nicht selten wird v.a. durch junge Menschen mit ADHS ein starker Cannabiskonsum, z.T. im Sinne einer Selbstmedikation, betrieben. Die klinische Erfahrung hat gezeigt, dass Cannabis die Wirkung der Stimulanzientherapie neutralisieren kann. Allerdings beobachtet man auch, dass oft erst durch Stimulanzien das sogenannte «craving» für Suchtmittel verschwindet oder zumindest vermindert wird. Hier wird man also dem Einzelfall entsprechend vorgehen müssen.

Gleichermaßen sollten auch depressive und bipolare Störungen sowie Angstzustände, die häufig komorbid mit der ADHS bestehen, zuerst pharmakologisch behandelt werden.

Dabei ist das Therapieziel, eine Stabilisierung der Begleiterkrankung zu ermöglichen, um dann gezielt auf die spezifische ADHS-Symptomatik (Konzentrationsstörung, kurze Aufmerksamkeitsspanne, mangelhafte Organisationsfähigkeit, Vergesslichkeit, fehlende Impulskontrolle, Stimmungslabilität) eingehen zu können.

Stimulanzientherapie

Vier «goldene Regeln» haben sich bei der Therapie mit Stimulanzien bewährt:

1. individuelle Dosierung
2. Beachtung der stark unterschiedlichen Wirkungsdauer
3. Beachtung der zum Teil sehr schmalen therapeutischen Breite
4. kontinuierliches Monitoring.

Methylphenidat und Amphetaminpräparate sind die am häufigsten eingesetzten Stimulanzien. Beide beeinflussen in etwas unterschiedlichem Ausmaß die Neurotransmittersysteme von Dopamin, Noradrenalin und wahrscheinlich auch Serotonin, indem sie die zugrunde liegende Unteraktivität aktivieren, resp. **stimulieren**.

Im Einzelfall kann nicht vorausgesagt werden, ob ein Patient besser auf Methylphenidat oder auf ein Amphetaminpräparat anspricht. In der Schweiz sind vor allem Methylphenidatpräparate (Ritalin®, Medikinet®, Ritalin SR®, Ritalin LA®, Medikinet MR®, Focalin XR®, Equasym XR® und Concerta®) für die Behandlung von ADHS zugelassen, entsprechend werden diese Präparate zuerst eingesetzt.

Falls Betroffene auf Methylphenidat nicht oder ungenügend ansprechen, kann das seit kurzem in der Schweiz erhältliche Amphetaminpräparat Elvanse® eingesetzt werden.

Individuelle Dosierung

Bedingt durch die unterschiedliche Resorption im Verdauungstrakt sowie den unterschiedlichen Abbau durch die Leber ist sowohl bei Methylphenidat wie auch bei Amphetamin eine stark unterschiedliche Einzeldosis typisch, die weder von Alter, Geschlecht, Körpergewicht noch vom Ausmaß der ADHS-Symptomatik abhängig ist. Die optimale Dosis muss in jedem Einzelfall maßgeschneidert werden. Begonnen wird in der Regel mit 2,5 mg kurzwirksamem Methylphenidat (Medikinet® oder Ritalin®) morgens zum Frühstück. Gesteigert wird dann alle drei bis vier Tage, bis es zu einem positiven Wirkungseintritt kommt, der vom Patienten meist subjektiv rasch wahrgenommen wird (bessere Konzentration, weniger ablenkbar, innerlich ruhiger, stimmungsstabiler).

Leider haben wir in der Schweiz kein kurzwirksames Amphetaminpräparat zur Einstellung zur Verfügung. D-Amphetamin kann jedoch rezeptiert oder das in den USA vielverwendete Adderall® durch eine internationale Apotheke bestellt werden.

Unterschiedliche Wirkungsdauer

Während ein Patient eine positive Wirkung lediglich während zwei bis drei Stunden verspürt, kann ein anderer Patient mit einer Einzeldosis davon den ganzen Tag profitieren.

Aus diesem Grund ist es wichtig, dass Patienten die Wirkung der Medikation protokollieren und zur Selbstbeobachtung angespornt werden. Nur so kann festgestellt werden, *ob und welche Dosis wie lange möglichst optimal wirkt.* Entsprechend der unterschiedlichen

Wirkungsdauer sind nicht selten mehrere Tagesdosen notwendig. Häufig bewähren sich in der Folge die neu auf den Markt gekommenen Langzeitpräparate Ritalin LA®, Medikinet MR®, Equasym XR®, Focalin XR® oder Concerta® resp. das schon seit Langem erhältliche Ritalin SR®.

Teilweise sehr schmale therapeutische Breite

Es kann vorkommen, dass die optimale Einstellung Schwierigkeiten bereitet, indem z.B. 5 mg Methylphenidat eine gewisse Wirkung zeigen und 7,5 mg bereits zu viel sind, d.h. dass dabei vermehrt Nebenwirkungen oder Überdosierungserscheinungen auftreten. Gerade bei erwachsenen Patienten, bei denen doch häufig Stimulanzien mit anderen Psychopharmaka – v.a. Antidepressiva – kombiniert werden, muss dies besonders beachtet werden. Methylphenidat in Tropfenform kann in solchen Fällen durch eine feinere Dosisanpassung eine günstigere Wirkung ermöglichen.

Kontinuierliches Monitoring

Die Patienten sollten über ihre Medikamenteneinnahme Protokoll führen. Von den Betroffenen selber, aber auch von den Angehörigen sind regelmäßige Feedbacks zu erfragen. Die Therapie ist in der Regel über eine längere Zeitspanne, im Minimum ein Jahr, durchzuführen. Nach einem Jahr kann ein Absetzversuch stattfinden. Falls die Symptome weiterhin im gleichen Ausprägungsgrad vorhanden sind, wird die Therapie fortgesetzt und so lange wie nötig weitergeführt.

Erstaunlich ist immer wieder, wie gut die Compliance (d.h. regelmäßige Einnahme) bei richtig eingestellten ADHS-Patienten ist – ein kontinuierliches Monitoring der richtigen Dosierung ist trotzdem nötig.

Nebenwirkungen sind bei einer Stimulanzientherapie eher selten und treten in der Regel nur zu Beginn auf: Appetitmangel, Schlafstörungen, depressive Verstimmung, Kopfschmerzen und dosisabhängige Puls- und Blutdruckerhöhung sind als wichtigste Nebenwirkungen zu nennen. Unangenehm kann das sogenannte Rebound-Phänomen sein: Bei raschem Absinken der Wirkung kann es subjektiv und objektiv zu einer Verstärkung der Symptome mit erhöhter Irritabilität und mangelhafter Impulskontrolle kommen. Hier kann häufig die Umstellung auf ein Langzeitpräparat Abhilfe schaffen.

Eine Abhängigkeit bzw. Suchtentwicklung durch Stimulanzien kommt bei richtig gestellter Diagnose nicht vor. Der Grund liegt darin, dass es zu keiner Toleranzentwicklung kommt (weil wir ja nach heutigem Wissen ein unteraktiviertes Neurotransmittersystem lediglich normalisieren und nicht überstimulieren) und eine Erhöhung der optimalen Dosis höchstens zu Nebenwirkungen, nicht aber zu einer weiteren Verbesserung der Symptome führt.

Siebzig bis achtzig Prozent aller erwachsenen ADHS-Patienten profitieren von einer richtig durchgeführten Stimulanzientherapie!

Wie bereits erwähnt, sollten komorbide Störungen wie Depression, bipolare Störung und Angststörungen vorrangig behandelt werden. Der Einsatz von modernen Antidepressiva – SSRI – hat sich dabei am besten bewährt. Eine besondere Stellung nimmt Venlafaxin (Efexor®, Trevilor®) ein. Beim Nichtansprechen auf eine Stimulanzientherapie hat es sich nämlich gezeigt, dass Efexor® durchaus auch alleine die ADHS-Symptomatik positiv beeinflussen kann, vor allem in niedriger Dosierung. Bewährt hat sich in den letzten Jahren zudem die Kombination von Escitalopram (Cipralex®) und Stimulanzien. Auch Moclobemid (Aurorix®) kann hilfreich sein. In den USA wird auch Bupropion (Wellbutrin®) eingesetzt.

Es kann durchaus nötig sein, verschiedene Antidepressiva zu kombinieren bzw. Mood-Stabilizers einzusetzen. In diesen Situationen wird wie gewohnt vorgegangen. Interaktionen mit Stimulanzien sind nicht zu befürchten. Auch eine antikonvulsive Behandlung stellt in der Regel kein Hindernis für eine Stimulanzientherapie dar.

Neben Stimulanzien hat sich in den letzten Jahren der Noradrenalin-Wiederaufnahmehemmer Atomoxetin (Strattera®) als ebenfalls wirksames ADHS-Medikament erwiesen und ist in den USA bereits seit 2002 für Erwachsene zugelassen, in der Schweiz erst seit Kurzem. Die Wirkung ist in der Regel schwächer als die der Stimulanzien, das Präparat wirkt jedoch während 24 Stunden. Dennoch gilt es als Mittel zweiter Wahl.

Coaching

Das Leben präsentiert sich für einen ADHS-Betroffenen als große Herausforderung. Durch die Basismedikation mit Stimulanzien werden zwar die Probleme der Aufmerksamkeit, Hyperaktivität und Impulskontrolle wesentlich verbessert, und auch die Stimmungslage wird stabilisiert. Doch bedarf es in der Regel zusätzlich eines «Coachings», damit es zu einer Verhaltensmodifikation kommen kann.

Das Coaching ist nötig, um zusammen mit dem Betroffenen dessen Lebensführung besser zu gestalten. Die Stärken von ADHS-Betroffenen liegen meist nicht darin zu planen, zu organisieren, Prioritäten zu setzen, einen Terminkalender zu führen und Termine einzuhalten oder Projekte fertig zu stellen. Ohne Coach wird keine Verhaltensänderung möglich sein – trotz Medikation. «Vertrauen ist gut, Kontrolle ist besser», lautet hier die Devise.

Coaching ist nicht an eine Therapieschule wie z.B. die kognitive Verhaltenstherapie gebunden. Es handelt sich vielmehr um eine unspezifische Beratung, Betreuung und Begleitung des Patienten. Menschen, welche immer wieder mit ihrem Verhalten anecken, wie es bei ADHS-Betroffenen häufig der Fall ist, brauchen eine solche Hilfe. Der Coach kann herausfinden, was zum problematischen Verhalten führt, neue Ziele formulieren und schließlich Verhaltensalternativen mit den Patienten erarbeiten. Es geht darum, neue Verhaltensmuster zu entwickeln und sich nicht mit dem negativen Verhalten zufrieden zu geben mit der Entschuldigung: «Ich leide eben an einer ADHS.» In der Coaching-Situation ist eine gute Beziehung zwischen Berater und Ratsuchenden die Voraussetzung, ohne welche ein erfolgreicher Prozess nicht in Gang kommen kann. Dabei ist nicht die Rede von Sympathie oder Antipathie – obgleich das sicher in jeder therapeutischen Beziehung eine Rolle spielt –, sondern von ganz besonderen Spielregeln: Der Coach muss bereit sein, seine Zeit zu investieren, und in der Coaching-Situation Präsenz markieren, d.h. er muss sich in die Probleme des Gegenübers einfühlen können und diesem immer wieder Wertschätzung entgegenbringen. Der Coachee, d.h. der Ratsuchende, seinerseits muss bereit sein, sich zu öffnen, auf Halbwahrheiten zu verzichten und das ihm entgegengebrachte Vertrauen zu achten, indem er z.B. Therapietermine einhält. Ein gegenseitiges Feedback ist unerlässlich.

Es geht also darum, das Verhalten zu modifizieren, berufliche und private Probleme anzugehen und neue Lösungen bzw. Strategien zu entwickeln.

Jeder Betroffene hat seine individuellen Ressourcen, z.B. Kreativität. Im Coaching geht es auch darum, diese Ressourcen zugänglich und verfügbar zu machen, um sie auch nützen zu können. ADHS-Betroffene haben wiederholt negative Erfahrungen gemacht. Daher verwundert es nicht, wenn sie ihre positiven Ressourcen gar nicht mehr wahrnehmen. Im Coaching gilt es also, diese wieder ans Tageslicht zu bringen und zusammen mit dem Betroffenen neue Wege und Möglichkeiten aufzuzeigen. Der Coach begleitet, übernimmt aber nicht die Verantwortung für den Betroffenen. Er wird die Eigeninitiative fördern und beratend zur Seite stehen, vor allem dann, wenn der Betroffene zu hohe Ansprüche an sich stellt oder Ziele ins Auge fasst, die von vorneherein zum Scheitern verurteilt sind.

Nun, was heißt das alles konkret? Es heißt: Ein ADHS-Betroffener hat ein Anrecht darauf, sein Leben mit entsprechender Hilfe in den Griff zu bekommen. Kathleen Nadau, eine der bekanntesten Psychologinnen auf dem Gebiet der ADHS in den USA empfiehlt: «Become an actor instead of a reactor.» Damit will sie zum Ausdruck bringen, dass ADHS-Betroffene Akteure auf der Bühne des Lebens werden sollen und nicht einfach Reakteure, d.h. dass sie sich nicht treiben lassen sollen von den jeweiligen Umständen. Man kann zwar Glück im Leben haben, aber man kann lange nicht immer darauf zählen, dass das Umfeld als Stimulus fungiert und den Weg aufzeichnet. Es hieße zu viel dem Zufall überlassen, wenn ausschlaggebend ist, wie heute der Partner aufgelegt ist, was der Arbeitgeber im Sinn hat oder ob nun die Sonne scheinen wird oder es zu regnen beginnt. Der Akteur handelt bewusst, überlegt, nimmt sein Leben selbst in die Hand, kann so bis zu einem gewissen Grad dieses Leben unter seine Kontrolle bringen und wird selbst Lösungen finden. Auf diese Art und Weise wird es für einen Betroffenen möglich sein, neue Gewohnheiten zu entwickeln, vor allem dann, wenn ein kompetenter Coach zur Seite steht. Es wird aber Zeit brauchen, bis alte und lieb gewordene Gewohnheiten, so hinderlich sie auch sein mögen, abgelegt werden können. Es ist ähnlich wie mit einer Schnelldiät: In drei Tagen drei Kilos verloren und die Sommerfigur ist da – doch kaum hat man sich versehen, isst man hier ein Stückchen Schokolade und dort nur eine winzige Cremeschnitte, und schon hat man die drei Kilos wieder zugenommen!

Da ADHS-Betroffene meistens Mühe haben, ihre Zeit einzuteilen, müssen sie vor allem auch lernen, den Tagesablauf zu planen, Prioritäten zu setzen, im Voraus zu überlegen, wie viel Zeit eine bestimmte Tätigkeit in Anspruch nehmen wird usw. Unerwartete Ereignisse müssen in der Planung ihren Platz erhalten. Betroffene müssen lernen, Ablenkungen zu widerstehen, Dinge nicht auf die lange Bank schieben. Das sind alles Dinge, die man in einem Zeit-Management-Kurs lernen kann. Und voller Begeisterung und mit guten Vorsätzen kehrt man nach Hause zurück, um dann nach einigen Tagen festzustellen, dass alles wieder beim Alten ist. Der Coach muss dann mit liebenswürdiger, aber bestimmter Unterstützung dazu beitragen, dass die Zeitplanung tatsächlich funktioniert. Zeitplanung ist Lebensplanung, und eine gute Lebensplanung bringt mehr Lebensqualität.

Hierzu aus einem Praxissitzungsprotokoll:

«Bin ein wenig aus dem Rhythmus gekommen oder habe noch gar nicht richtig zu einem Rhythmus gefunden. Ich habe einen ersten Versuch gemacht und stichwortartig aufgelistet, was ich so die langen Tage alles mache, wie ich von einem zum anderen hüpfe oder eben auch mal geplanter und zielgerechter meine Arbeiten erledige oder auch mal nichts tue und genieße – es ist viel und manchmal auch ein bisschen rastlos.

Das große Thema bleibt:
- Prioritäten setzen, Entscheidungen zu treffen
- Wichtiges von Unwichtigem unterscheiden
- und vor allem mein Tag gezielt zu planen

Dabei merke ich, dass ich mir immer zu viel aufhalse einerseits und andererseits mich auch schnell von «Störungen» ablenken lasse. Bei

der Arbeit ist es schwieriger, da halt hier und da noch jemand was braucht oder das Telefon klingelt und ich verpflichtet bin, es abzunehmen. Zudem ist die Arbeit mit Menschen nicht einfach planbar (zum Glück). Was ich mir rausnehmen kann, sind gewisse Zeiten, während denen ich mich zurückziehen könnte, und das gelingt mir noch nicht.
Ich habe glücklicherweise sehr gute Vorgesetzte, die mich daran erinnern, dass ich ruhig mal was weniger perfekt machen darf, oder halt mal eine «rollende Planung» angesagt ist. Ebenfalls kann ich mir jederzeit (wenn sie Zeit haben) Rat holen.
Zuhause ist es einfacher daran zu üben, denn da muss ich nicht auf diese Störfaktoren eingehen. Schaue ich so über das Ganze, bin ich dran, probiere aus, beschäftige mich aber zuweilen mehr damit wie ich nun meinen Tagesplan gestalten könnte, statt kurz aufzulisten und dann zu erledigen was ich geplant habe. Meine Spontaneität hat halt auch was Chaotisches. Bei guter Laune, finde ich das auch schön, wie ein Schmetterling zu flattern ... aber wenn Verbindlichkeit gegen außen gefragt ist und ich mich unsicher fühle, stresse ich mich und fühle mich überfordert».

Der Coach wird versuchen, mit dem Betroffenen herauszufinden, wie und in welcher Umgebung dieser am besten arbeiten kann und was der Betroffene besonders gut und was er weniger gut kann. Der Coach sollte immer wieder konstruktiv und lobend die Fortschritte erkennen; Rückschläge und Frustrationen muss er entsprechend thematisieren. ADHS-Betroffene haben bekanntlich eine niedrige Frustrationstoleranz. Kritik ist daher meist fehl am Platz. Gerade ADHS-Betroffene sind überempfindliche Menschen und stark von äußeren Bedingungen abhängig. Eine wohlgesinnte Einstellung fördert, eine negative Einstellung wirkt lähmend. Es gilt, mit dem Prinzip Hoffnung bzw. der Besserungsinduktion und nicht immer mit «tierischem Ernst» zu arbeiten – Humor bringt oft mehr.

Wertvolle Hilfe beim Coaching können Eltern, Partner, Lehrer und sogar Arbeitgeber leisten. Bedingung dafür ist aber, dass sich diese Person mit dem Krankheitsbild der ADHS auskennt und bereit ist, sich zeitlich und emotional mit dem Betroffenen einzulassen. Durch den gelegentlichen Einbezug in Therapiesitzungen – natürlich unter Zustimmung des Patienten – kann der Therapieverlauf und -erfolg, v. a. mit Fokussierung auf die Probleme im Alltag, besser kontrolliert und evaluiert werden.

E-Mail-Coaching: Aus der Not eine Tugend machen.

Vor genau zehn Jahren musste ich aus gesundheitlichen Gründen meine Praxistätigkeit drastisch reduzieren. Mein persönliches Befinden war die eine Sache – aber wie sollte ich mich gegenüber all meinen vielen Patienten verhalten, um ihnen trotzdem gerecht zu werden? Eine echte Herausforderung.

Die Neuanmeldungen konnte ich getrost einem fachkundigen Kollegen überlassen, und mit meinen «alten» Patienten kam ich überein, dass wir von nun an vor allem auf schriftlichem Weg, das heißt mittels E-Mail, kommunizieren würden.

Die wenigen Kollegen, mit denen ich mich damals besprach, belächelten mich und meinten, dies könne nicht mein Ernst sein. Einer der Punkte, die mir angekreidet wurden, war die Privatsphäre meiner Patienten, die durch dieses Vorgehen gefährdet sei. Nun, heute ist dies «gang und gäbe»: Die Kommunikation hat sich gewandelt; Skype und E-Mail gehören zur Tagesordnung, Krankengeschichten werden digitalisiert. Der Informationsfluss gehört zum Alltag.

Worin besteht denn nun der Unterschied zwischen dem Coaching «von Angesicht zu Angesicht» und dem Coaching per E-Mail?

Das Coaching per E-Mail ist ein Mittel zum Zweck. Das persönliche Gespräch kann dadurch nicht ersetzt werden – ein Punkt, der mir sehr wichtig ist. Konkret meine ich hiermit, dass bereits eine gute therapeutische Beziehung vorhanden sein muss, bevor ein Coaching per Mail stattfinden kann. Die Gründe dafür liegen auf der Hand: In erster Linie braucht es meiner Ansicht nach gegenseitiges Vertrauen. Oder anders formuliert: «Würden Sie sich jemandem öffnen, den Sie nicht kennen? Wenn Sie sich gar keine Vorstellung machen können, wie Ihr virtuelles Gegenüber aussieht und in welcher Umgebung sie oder er arbeitet?» Ich gebe es gerne zu, vielleicht neige ich zur Pedanterie, nur hat mich jahrelange Erfahrung gelehrt, dass das Sich-gegenseitig-Kennen sehr, sehr wichtig ist.

Ein weiterer Grund, der sich vom Vertrauen ableitet, ist, dass man sich auf seinen «E-Mail-Partner» verlassen können muss. Nur so wird die E-Mail-Korrespondenz Bestand haben, und die formulierten Ziele werden eine Chance haben.

An diesem Punkt muss ich auch ein Wort über Disziplin verlieren – kein besonders beliebtes Thema unter ADHS-Betroffenen... Tatsache ist, dass ein E-Mail-Coaching nur funktionieren kann, wenn sich beide Partner entsprechend engagieren. Es kann nicht angehen, dass ich, wenn ich eine E-Mail voller Fragen eines Patienten erhalte, «keine Lust» verspüre, innert nützlicher Frist (also innerhalb weniger Stunden, spätestens innerhalb 48 Stunden) eine Antwort zu geben. Umgekehrt würde es mich sehr frustrieren, wenn ich mir mit einer Antwort viel Mühe gebe und dann kein noch so kurzes Feedback erhalte.

Hierbei erinnere ich mich an Professor Russell Barkley: Wie wissenschaftlich und kompliziert die Anfrage auch ist – innerhalb weniger Stunden habe ich von ihm eine Antwort in meinem E-Mail-Briefkasten!

Gibt es Vorteile beim Gebrauch vom E-Mail-Coaching? Eine Frage, die ich persönlich mit Begeisterung bejahen kann!

E-Mail ist zeitunabhängig. Man kann mir jederzeit schreiben, ich kann jederzeit antworten. Ein persönliches Gespräch setzt Planung und Terminvereinbarung voraus. Ein nicht geplantes Telefonat kann sich, je nach Situation, ziemlich störend auswirken.

Wenn wir schreiben, nehmen wir uns die dazu nötige Zeit im Wissen, dass wir niemandem zur Last fallen.

Das geschriebene Wort zwingt uns zur Konzentration. Was genau will ich zum Ausdruck bringen? Wie formuliere ich es am besten, damit ich mit meinem Anliegen verstanden werde? Manchmal lassen sich auf schriftlichem Weg zudem Vorkommnisse erzählen, die einem ansonsten peinlich wären.

Genauso verhält es sich mit der Antwort – ich brüte gerne über Fragen und Antworten und lese das Geschriebene mehrmals durch, bevor ich es abschicke.

Als zusätzlicher Bonus stellt sich bei mir ein Gefühl von «Befriedigtsein» ein: Ich bin meinem Patienten gerecht geworden.

Ein weiterer Vorteil sowohl für Patienten wie auch für mich liegt darin, dass es jederzeit möglich ist, auf die E-Mails zurückzugreifen, nochmals etwas nachzulesen oder eventuell zu berichtigen. Es liegt eine eigentliche Dokumentation vor.

Die Zielsetzungen, Strategien, praktischen Tipps per E-Mail unterscheiden sich nicht von denen, die ich in einem mündlichen Coaching gegeben hätte.

Wie bereits eingangs erwähnt: Ein Coaching per E-Mail kann und will das persönliche Gespräch nicht ersetzen. Persönliche Krisen, zwischenmenschliche Konflikte lassen sich meines Erachtens besser von Angesicht zu Angesicht angehen und bearbeiten als auf schriftlichem Weg. Wichtig erscheint mir zudem, auch bei einem erfolgreichen Coaching, das abschließende und persönliche Gespräch. Letzte Fragen, Ungereimtheiten und nicht zuletzt ein persönliches Abschiednehmen voneinander erachte ich als «conditio sine qua non».

In der Folge, als kurzes Beispiel, zwei Protokolle: die E-Mail einer Patientin und meine Antwort.

Liebe Frau Dr. Ryffel,

Der Termin bei Ihnen hat mich sehr bewegt, und ich denke, dass ich auf dem richtigen Weg bin, und freue mich auf diesen mit Ihnen.

Hier meine Ziele:

1. Haus entrümpeln. Mich belasten die zu vielen Sachen, und doch schaffe ich es nicht, mich davon zu trennen. Es fällt mir schwer, zu überlegen, wie ich es anders organisieren könnte.
2. Hausaufgabenbetreuung meiner beiden Kinder. Ich wünschte, mich nicht schuldig zu fühlen für die Schulprobleme meiner Kinder.
3. Kommunikation mit meinem Mann verbessern, ebenso mit den Kindern. Ständiges Wiederholen und Druckmachen ermüdet mich so.
4. Generellen Erschöpfungszustand mindern.
5. Dinge nicht vor mich herschieben, Büro aufräumen, Rechnungen schreiben ...
6. Zwei- bis dreimal pro Woche Sport, um Spannung abzubauen und die Stimmung zu heben.
7. Selbstbewusstsein steigern.

So klar und präzis wurden die Coaching-Ziele von meiner Patientin formuliert, allerdings mit langen Kommentaren bei jedem Punkt, die ich hier weggelassen habe.

Mit dem letzten Satz dieses E-Mail möchte ich dies jedoch etwas veranschaulichen:

> Mein seelisches Befinden steht nicht zum Besten, es geht mir gar nicht gut. Ich fühle mich wie ein Hamster im Käfig, der keine wirklichen Fortschritte macht. Ich fühle eine riesige innerliche Anspannung, fühle mich extrem frustriert, dass ich «nichts Greifbares» leiste, was allerdings nicht der Realität entspricht. Mein Schlaf ist unterbrochen, morgens fühle ich mich gerädert, extrem unter Druck, wie ein Kessel, der bald explodiert.

Auch meine Antwort erfolgt hier in einer gekürzten Version.

1. Besorgen Sie sich Kisten und Kartonschachteln, die sie entsprechend beschriften. Wenn Sie am Sortieren sind, immer nur eine Sache machen, entweder die Spielsachen oder die Kleider oder die Gartenwerkzeuge oder... Die Zeit für die jeweilige Entrümpelungsaktion sollte nicht länger als zwei Stunden in Anspruch nehmen. Danach eine Pause einlegen beziehungsweise sich etwas ganz anderem widmen.
2. Es ist immer schwierig für eine ADHS-betroffene Mutter, die Hausaufgaben ihrer betroffenen ADHS-Kinder zu kontrollieren. In den meisten Schulen werden Aufgabenhilfen angeboten. Erkundigen Sie sich – Sie könnten sich und Ihren Kindern viel Stress auf diesem Weg ersparen.
3. Die Kommunikation ist ein weites Feld! Versuchen Sie, die Gespräche zwischen Ihnen und Ihrem Mann und Ihnen und Ihren Kindern zu trennen. Überlegen Sie sich vorher, was Sie sagen möchten, was keinen Aufschub verträgt. Machen Sie sich Notizen. Die Aussprache sollte dann besser funktionieren, denn Sie sind sich Ihrer Sache sicher, Sie können sich besser mitteilen und das, ohne die Stimme erheben zu müssen.
4. Immer wieder Ruhepausen einlegen. Ich nenne das die «Inseln der Ruhe». Jeweils eine Viertelstunde und das mehrmals am Tag. Tee

trinken, mit einer Freundin telefonieren, Zeitung lesen. Konsequent durchgeführt wird das Ihrer generellen Erschöpfung entgegenwirken.

5. Ein Tages- bzw. Wochenfahrplan drängt sich auf! Als erstes kann hierzu ein Stundenplan aus der Schule Verwendung finden. Auf einem separaten Blatt eine Prioritätenliste erstellen, die verschiedenen Items dann in Farbe im Stundenplan eintragen. Mit der Zeit werden Sie so Herrin Ihrer «Aufschieberitis» werden.
6. Sport ist sehr wichtig, unbedingt im Wochenplan einbauen. Nehmen Sie sich die Zeit zum Joggen, Schwimmen, was auch immer. Leichter fällt es, wenn man mit einer anderen Person zu einem fixen Zeitpunkt abmacht.
7. Das Selbstbewusstsein steigern, das geschieht nicht von einem Tag zum anderen. Ich kann Ihnen aber versichern, liebe Frau S., wenn Sie die Punkte 1 bis 6 beherzigen, wird der Erfolg nicht ausbleiben. Der Stein muss ins Rollen kommen und Sie müssen geduldig mit sich selber sein. Es ist noch kein Meister vom Himmel gefallen!

Immer wieder wird mir die Frage gestellt, wie zeitaufwendig ein E-Mail-Coaching ist. Dazu kann ich keine schlüssige Antwort geben. Es hängt jeweils von den Umständen, der individuellen Situation eines Patienten, dem Schweregrad der Betroffenheit und letztlich natürlich auch vom Willen des Patienten ab. Es gibt leider Patienten, die bereits nach ein, zwei E-Mails aufgeben. Da kann ein E-Mail-Coaching natürlich nichts bewirken. Andere Patienten wiederum arbeiten gut mit, und es ist auch für mich sehr befriedigend, zu erleben, wie toll einige ADHS-Betroffene dadurch ihr Leben gemeistert haben.

Psychotherapie

Erwachsene mit einer ADHS durchlaufen häufig einen langen Leidensweg, bis sie zu ihrer Diagnose und richtigen Therapie kommen. Die stark schwankende Leistungsfähigkeit und die Stimmungslabilität führen zu einer allgemeinen Verunsicherung. Es verwundert daher nicht, dass das Selbstwertgefühl der Betroffenen so strapaziert ist, dass sie sich nichts mehr zutrauen. Betroffene mit einer ADHS, deren

Ausprägungsgrad sich gravierend auf die Lebensführung niedergeschlagen hat, bedürfen deshalb neben Medikation und Coaching einer Psychotherapie.

Eine analytische Psychotherapie im klassischen Sinn ist kontraindiziert, sie fördert nur das regressive Verhalten des Patienten. Vielmehr geht es darum, eine Patient-Therapeuten-Beziehung aufzubauen, die sich dadurch kennzeichnet, dass der Therapeut aktiv präsent ist, aufmerksam alle verbalen und nonverbalen Äußerungen des Patienten wahrnimmt und dadurch Vertrauen im Patienten weckt. Durch diese Wahrnehmung werden beim Therapeuten und Patienten gleichwohl interaktionell Empfindungen, Gefühle und Fantasien freigesetzt. Durch die Mobilisation von Affekten werden Änderungen möglich. ADHS-Patienten haben, wie bereits mehrmals erwähnt, ein mangelhaft entwickeltes Selbstwertgefühl.

Umso wichtiger erscheint es, dass man diesen Patienten besonderen Respekt entgegenbringt. Diese Patienten haben es nicht geschafft, ihr Leben in den Griff zu bekommen. Erwartungen, die an sie gestellt wurden, konnten sie nicht erfüllen; stattdessen waren sie immer wieder Verletzungen ausgesetzt. Zur Verarbeitung gerade dieser Verletzungen sollte diesen Patienten mit einer Einstellung «trotz allem», d.h. mit Bestätigung, Mitgefühl und einer Bereitschaft zum Mitleiden begegnet werden. In dieser Atmosphäre der Akzeptanz wird sich der Patient sicher fühlen und den Mut aufbringen, seine Gefühle zu äußern und die traumatisierenden Erlebnisse der Vergangenheit zu verarbeiten. Motivation und Hoffnung werden aufgebaut, sodass der Betroffene neue Zukunftsperspektiven entwickeln kann.

In den USA wird seit einigen Jahren bei der ADHS zunehmend die sogenannte kognitive Verhaltenstherapie eingesetzt. Dabei wird der Zusammenhang zwischen Gefühlen, Denken und Handeln ermittelt. Es wird davon ausgegangen, dass dabei eine wechselseitige Beziehung, d.h. eine Korrelation besteht. Handlungen, die zu einem negativen Ergebnis geführt haben, führen zu falschen Schlussfolgerungen mit der Folge einer negativ verzerrten Realität. Die eigene Person, die Sicht der Welt und der Zukunft werden in einem negativen Licht gesehen und der Betroffene wird je nach Persönlichkeitsstruktur und Vulnerabilität in eine depressive, ängstliche Stimmung verfallen. Diese verfälschten Kognitionen werden aufgedeckt und bearbeitet.

Wir haben gesehen, dass Partnerschaften zwischen ADHS-Betroffenen und Nicht-Betroffenen häufig konfliktgeladen sind. Mangelhafte Impulskontrolle, Zerstreutheit, gestörte Aufmerksamkeit (auch im Sexualerleben) und mangelhafte Selbstorganisation bieten Anlass zu heftigen Diskussionen und Zerwürfnissen. Langjährige Beziehungen werden abgebrochen und Ehen geschieden – statistisch weit häufiger als in anderen Partnerschaften. In solch einer Situation sollte ein Paar-Therapeut zu Rate gezogen werden, welcher mit dem ADHS-Krankheitsbild vertraut ist.

Zusammenfassend kann gesagt werden, dass sich bei der Therapie einer ADHS ein multimodaler Ansatz bestehend aus Medikation, Coaching und Psychotherapie bewährt hat. Ein «vernetztes Denken» unter Einbezug von mehreren Therapeuten ist häufig zu empfehlen. Wichtig ist, dass dabei der Informationsfluss gewährleistet und eine klare Zielsetzung formuliert wurde. Alle müssen am «gleichen Strick ziehen». Der Aufwand ist sicher groß, doch lohnt es sich fast immer!

Zum Abschluss noch einige Worte zu alternativen Therapien in der ADHS-Behandlung. Es gibt Patienten, welche allein schon durch das Wissen um ihre Störung eine enorme Erleichterung erfahren.

Es stellt sich immer wieder die Frage, ob und welche therapeutischen Möglichkeiten in der Behandlung einer ADHS erfolgversprechend sind. Die medikamentöse Therapie ist als Teil eines Ganzen anzusehen und häufig für Betroffene über Jahre hin unverzichtbar. Falls jedoch Patienten auf Medikamente verzichten müssen oder wollen, können andere Behandlungsverfahren eingesetzt werden.

Neurofeedback ist eine Methode, die zunehmend eingesetzt wird, und wissenschaftlich überprüft wird. Neurofeedback ist ein Biofeedbackverfahren, bei dem Gehirnwellen mit EEG-Technologie sichtbar gemacht werden. Diese Gehirnwellen funktionieren bei der ADHS (und bei vielen anderen Störungen) in einem nicht der Norm entsprechendem Frequenzmuster. Es wird ein Training durchgeführt bei dem die Patienten visuelle und auditive Rückmeldungen erhalten sobald die angestrebte Frequenznormalisierung erreicht wird. Somit wird das Hirnstrommuster nachhaltig verändert und die Befindlichkeit verbessert. Abschließende Ergebnisse stehen jedoch noch aus.

Homöopathie: Diese Methode ist als Behandlung der ADHS nicht geeignet, obwohl einzelne Studien positive Resultate ergeben haben. Im Einzelfall kann die Homöopathie jedoch in einem gewissen Ausmaß durchaus eine Hilfe darstellen.

Diätbehandlungen: diese sind vor allem bei Kindern mit Verhaltensauffälligkeiten untersucht worden. Es wird beobachtet, dass bestimmte Nahrungsmittel und Nahrungsmittelzusätze zu Unverträglichkeitsreaktionen und Symptomverschlimmerung führen können. Werden diese Nahrungsstoffe aus der Ernährung ausgeschlossen, kann die Symptomatik gelindert werden. Die Durchführung einer solchen oligoantigenen Diät ist sehr umständlich, aufwendig und mit erheblichen Kosten verbunden. Die Erfolgsrate beträgt lediglich 5–10 %.

Neuerdings wird der Zusatz von Omega-3-Fettsäuren empfohlen. Verschiedene Entspannungsverfahren wie progressive Muskelentspannung, Autogenes Training, Hypnose und Meditation können im Einzelfall ebenfalls hilfreich sein. Je nach Verfahren steht die körperliche oder die kognitive Entspannung im Vordergrund. Voraussetzung für die Wirksamkeit dieser Methoden ist die Kontinuität, das heißt sie sollte regelmäßig ausgeübt werden.

Kinesiotherapien (Kinesiologie, Feldenkreis, Yoga u.a.) sind alternative Bewegungstherapien verschiedenster Art bei denen vor allem die persönliche Zuwendung des Therapeuten eine große Rolle spielt, bei der ADHS konnte jedoch bisher kein anhaltender Effekt beobachtet werden.

Psychotherapie und Coaching wurden bereits besprochen. Hier einzuordnen wären noch die therapeutischen Hausbesuche bei ADHS Familien, die gleichermaßen für Kinder, Jugendliche und Erwachsene von großen Nutzen sein kann. Ich erwähne diese erst am Schluss, weil es sich um eine aufwendige Methode handelt. Die Hausbesuche nehmen viel Zeit in Anspruch und somit sind auch die anfallenden Kosten nicht zu vernachlässigen. Die Vorteile beziehungsweise der Nutzen liegen auf der Hand: Verhaltensweisen und Lösungswege bei schwierigen Alltagssituationen werden «vor Ort» und «in vivo» beobachtet, analysiert und entsprechend kann eine Verhaltensmodifikation herbeigeführt werden. Die therapeutischen Hausbesuche vermitteln Informationen die geprägt sind von starkem emotionalem Inhalt, ein Umstand der praktisch sehr nützlich ist und sich in der therapeutische Arbeit als konstruktiv auswirkt. Es fehlen jedoch Studien, welche aufzeigen, wie hilfreich dieses therapeutische Vorgehen wirklich ist.

Gesprächsgruppen von ADHS-Betroffenen dürfen an dieser Stelle nicht unerwähnt bleiben. Sofern diese professionell geleitet werden, beziehungsweise durch Personen die eine langjährige Erfahrung mit dem Krankheitsbild haben, geleitet werden, stellen sie eine markante Hilfe für viele Betroffene. Sie wirken entlastend und fördern das Gefühl, nicht mehr einzig und alleine zu sein auf dieser Welt.

Noch ein allerletztes Wort obgleich es einer Selbstverständlichkeit gleichkommt: Jeder Mensch hat Vorlieben und Begabungen, dies unabhängig von ADHS. Diese ausleben zu können, um eine Balance im Leben zu finden ist aber gerade für ADHS Betroffene von ganz enormer Wichtigkeit.

Für die einen wird es der Sport sein, für andere die Gartenarbeit, man stelle sich das Züchten von Rosen vor ..., andere wiederum werden Erfüllung in einer künstlerischen Betätigung finden. Alles was Freude macht, tut gut und wird dem Einzelnen zu mehr Lebensqualität verhelfen.

Betroffene kommen zu Wort

22. Seit der Einnahme von Stimulanzien hat sich mein Verhalten total verändert

Eine bildhübsche junge Frau, Mutter von fünf Kindern, weht ins Sprechzimmer hinein, die blond gelockten schulterlangen Haare flattern ihr ins Gesicht. Sie sitzt noch nicht und beginnt schon zu berichten:

> Bereits in frühester Kindheit soll ich zappelig und unruhig gewesen sein, meine Extremitäten waren immer in Bewegung. Kaum ließ mich meine Mutter für einen Moment aus den Augen, zog ich mir Verletzungen zu. In allen Bereichen hatte ich wenig Kondition und Ausdauer. Voller Enthusiasmus begann ich etwas, führte es aber nicht zu Ende. Am liebsten war ich draußen, z. B. im Wald, nur nicht im Haus.
>
> In der Schule offenbarten sich weitere Probleme: In der ersten Klasse wurde eine Dyskalkulie festgestellt. Die Hausaufgaben konnte ich nur schwer bewältigen, entweder vergaß ich sie einfach oder ich konnte nach 10 Minuten nichts mehr aufnehmen, weil mein Kopf so müde war. Die anderen Kinder sagten, ich sei dumm und blöd, und den Lehrern kam bis zum Ende meiner Schulzeit nie in den Sinn, mir Nachhilfe zu geben.
>
> Während der Pubertät wurden die Probleme noch größer, besonders wenn es darum ging, echte Freundschaften aufzubauen. Aufgrund meines stets offenen und fröhlichen Wesens konnte ich zwar rasch Kontakte knüpfen, diese hielten aber selten lange an. Niemand hielt es auf Dauer mit mir aus, weil ich ständig sprach und zu spät oder gar nicht an Abmachungen erschien, weil ich es vergessen hatte.

Das ohnehin schon angekratzte Selbstvertrauen begann in sich zusammenzubrechen. Während den Pubertätsjahren hatte ich des Öfteren Suizidgedanken. Ich konnte meine Emotionen überhaupt nicht mehr kanalisieren. In meinem Kopf herrschte ein totales Chaos. Ich hasste mich und wollte so sein wie die anderen. Das gelang mir aber trotz aller Bemühungen nicht. Ich war verzweifelt und fragte mich oft, warum ich so anders bin als die anderen. Es gab keinen Bereich mehr in meinem Leben, in dem ich eine Stärke hatte. Ich war auf der ganzen Linie ein Versagertyp. Nichts funktionierte mehr, außer meinen zappeligen Beinen. Das Schlimmste war die Abneigung der Mitmenschen zu spüren.

Zum Glück war da mein liebes, fürsorgliches Mami, das gleichzeitig meine beste Freundin wurde. Ich konnte mit all meinen Sorgen zu ihr, sie war immer für mich da. Ich brauchte sie in dieser Zeit wie nie zuvor. Sie kam sogar mit mir in die Disco und ich war stolz auf mein junges Mami (sie war 18 als ich geboren wurde). Wir haben alles zusammen unternommen, sie hatte die Geduld, die ich brauchte, nie hat sie mich geschlagen, nie spürte ich von ihr Abneigung; das gab mir Geborgenheit.

Als ich selber mit 19 Jahren Mutter wurde, erkannte ich plötzlich, dass ich doch noch Stärken hatte. Voller Freude und Zuneigung klammerte ich mich an meinen Sohn und merkte, dass ich gebraucht und geliebt werde. Er war und ist meine Oase. Ich hatte keine Suizidgedanken mehr. Mein Leben wurde ruhiger, nicht aber meine Beine oder mein Kopf. Langsam kapselte ich mich von den Menschen ab. Ich hatte die Hoffnung aufgegeben, dass mich jemand, außer meinem Mami und meinem Kind, so nimmt, wie ich bin. Mein erstes Kind brachte Strukturen in mein Leben, und dieser Tages-Rhythmus gab mir Sicherheit. Ich fühlte mich außerdem erstmals in meinem Leben stolz, wenigstens in diesem einen Lebensbereich. Kurz darauf folgte mein zweites Kind, und ich war überglücklich.

Für mich sind meine Kinder alles auf dieser Welt. Bei zweien meiner Kinder wurde ein ADS diagnostiziert. Ich kann mich gut in ihre Lage hineinversetzen. Was meinen zappeligen Beinen gut tut, tut auch ihren Beinen gut. Wenn das Temperament mit meinen zwei Buben durchgeht, dann hilft entweder In-den-Arm-nehmen und Den-Kopf-streicheln oder In-die-Natur-raus-Gehen, wo sie niemanden stören, wenn sie toben. Denn schimpfen bringt nichts.

Ich bin darauf angewiesen, dass ich meine Energie ausleben kann, z.B. in Form stundenlanger Spaziergänge. Aber es ist nicht so, dass ich nachher ruhiger bin. Ich setze mich nur einmal pro Tag trotz innerer Unruhe hin und zwar beim Essen.

Ich ertrage keinen Fernseher. Erstens, weil ich mich nicht vertiefen oder konzentrieren kann und zweitens, weil mich die Bilder und der Lärm «verrückt» machen.

Beim Autofahren geht es nur die ersten zehn Minuten gut. Niemand sitzt gerne in mein Auto.

Seit einem Jahr helfen mir Zigaretten, mich für einen Moment zu beruhigen.

Ich war immer glücklich bei körperlich anstrengender Arbeit, weil ich damit meine Energie freisetzen konnte. Selbst als ich während der fünften Schwangerschaft Bettruhe verordnet bekam, konnte ich mich nie stillhalten. Der Arzt verschrieb mir Valium, morgens und mittags je 5 mg und abends 10 mg, damit ich ruhiger werde. Ich war dann zwar schlaff in Armen und Beinen, aber in meinem Kopf herrschte ein Wespennest. Körper und Psyche waren nicht eins. Nach 14 Tagen in diesem Zustand hielt ich es nicht mehr aus und setzte das Mittel abrupt ab – anstatt langsam die Dosierung abzubauen, auszuschleichen, wie es der Arzt vorgeschlagen hatte. Und dies löste dann auch prompt die Geburt aus. Obwohl ich schon drei Sturzgeburten gehabt hatte, war ich unfähig über meine Nasenspitze hinauszudenken. Ich hatte einen Kaiserschnitt, da das Kind nun quer im Bauch lag. Meine ADS-Symptome hatten sich nach jeder Geburt deutlich verschlimmert. Ich wollte gleich nach der Geburt, sobald meine Beine aus der

Narkose erwachten, wieder spazieren können, da mein Kopf wieder so elend unruhig war. Ich stand auch ohne Erlaubnis des Arztes oder des Pflegepersonals auf, die mich auf die Gefahr von schweren Nachwehen und Schmerzen an der Wunde hinwiesen. Bereits ein paar Stunden nach der Ops schlich ich mich ein paar Stunden raus. Es war den Ärzten unerklärlich, dass ich trotz Spazieren wenige Stunden nach der Ops keine Schmerzen verspürte. Ich bat das Pflegepersonal um eine Beschäftigung und konnte dann während drei Stunden Tücher zusammenfalten. Ich redete ohne Unterbruch auf die Leute ein und verschaffte mir so innerhalb kürzester Zeit Probleme. Ich sah zwar ein, dass ich schwer zu ertragen war, und mein Verhalten war mir auch sehr peinlich; aber ich konnte nicht anders, ich konnte nicht ruhig im Bett liegen wie alle anderen. Als dann endlich mein Freund kam und ich mich ausgiebig mit ihm unterhalten und mit den Beinen zappeln konnte, so viel ich wollte, ohne verachtende Blicke zu ernten, ging es mir besser, ich wurde ruhiger, da ich ja meine Energie ausleben konnte, und der Druck vom Anpassen war weg, ich fühlte mich nicht mehr gefangen durch die Unruhe in meinem Kopf.

Seit der Einnahme von Ritalin hat sich mein Verhalten total verändert: Mit der Wirkung des Ritalins ist es mir möglich, die Arbeit als Hausfrau aufzunehmen. Ich bündle beispielsweise in aller Exaktheit alte Zeitungen zusammen. Ohne Ritalin fiel mir mindestens zweimal der ganze Bund Zeitungen auseinander, bevor ich vom zweiten Stock im Keller angelangt war, weil die Schnüre nicht straff genug gebunden waren, oder weil ich das Papier chaotisch oder viel zu hoch aufgetürmt hatte. Es ist für mich heute nicht mehr nachvollziehbar, was damals in mir vorging.

Ohne Ritalin war das Wort «intim» für mich ein Fremdwort, d.h. alles – auch noch so Peinliches – was mir gerade durch den Kopf sprudelte, musste raus. Ich konnte sehr gut von einer Sekunde auf die andere das Thema wechseln, von der ungerechten Gesellschaft, über Hawaiitoast bis hin zum Scheidenpilz, der trotz sofortiger Canesten-Behandlung nicht abgeklungen ist. Das Ganze wurde begleitet von Handzeichen und Gelächter. Ich besaß keine Kontrolle – weder über die Sprechgeschwindigkeit noch über die Dauer der Gespräche noch – und das ist das Schlimmste – über die von mir ausgewählten super-peinlichen Themen. Ich sah ohne Ritalin nicht ein, warum man sich in einer Einkaufsschlange nicht über Verhütungsmittel unterhalten sollte. Oder warum es meiner Nachbarin peinlich war, zwischen Tür und Angel über Menstruation zu reden. Heute mit Ritalin habe ich kein großes Interesse mehr, mit Leuten, die ich kaum kenne, über solche Sachen zu reden.

Auch Abfallsortieren konnte ich vor der Einnahme von Ritalin nicht. Heute wandert die Blechdose in den dafür bestimmten Eimer und die faule Tomate findet auf dem Kompost ihre letzte Ruhestätte.

Das Ritalin reguliert mein Gehirn-Chaos, alles läuft viel strukturierter. Ich brauche für eine Arbeit viel weniger Zeit als vorher. Ich wurde durch Ritalin «pingelig», d.h. ich erledige alle anstehenden Aufgaben im Haushalt, wie Fensterputzen oder Kühlschrank-Abtauen viel regelmäßiger und häufiger. Alle Rechnungen werden nun regelmäßig Ende Monat bezahlt. Beim Einkaufen gebe ich viel weniger Geld aus, weil ich mehr überlege, ob ich etwas wirklich brauche oder es nur eine momentane Lust ist. Dadurch dass ich weniger emotional bin, überborde ich weniger beim Einkaufen. Früher ging ich euphorisch und unruhig durch die Läden und wurde von allem angezogen, das glitzerte oder nach Parfum roch, meist von allem gleichzeitig. Das ermüdete mich bereits nach kurzer Zeit. Ich war ohne Ritalin seelisch erschöpft.

Diese Patientin profitiert augenscheinlich von der medikamentösen Therapie. Bei der Therapie mit Stimulanzien muss der Therapeut die individuelle Dosierung, die stark unterschiedliche Wirkungsdauer sowie die zum Teil sehr schmale therapeutische Breite beachten (vgl. oben, Stimulanzientherapie, S. 109ff.) Zu Beginn der Therapie ist es daher unerlässlich, eine genaue Überwachung vorzunehmen. Neben telefonischem Feedback müssen Patienten bei mir ein Protokoll über ihre Tabletteneinnahme führen.

Die Stimulanzientherapie kann bei richtiger Indikation eine große Hilfe für ADHS-Patienten darstellen. Umso unverständlicher ist es, dass viele Fachkollegen sich nach wie vor scheuen, diese einzusetzen, oder sogar heftige Kritik ausüben, wenn von Stimulanzien gesprochen wird. Die Medien verbreiten zusätzlich meist wenig sachliche und widersprüchliche Meldungen, sodass es nicht erstaunt, wenn Patienten sich lange überlegen, ob sie nun einen Versuch wagen wollen oder nicht.

23. Schulunterricht gestern und heute

Bei diesem sympathischen, sportlichen, groß gewachsenen Mann würde man auf den ersten Blick nie eine ADHS vermuten – und doch ergaben die beschriebenen Schwierigkeiten und eine differenzierte Abklärung diese Diagnose. Die Medikation wird von Gesprächen begleitet. Ein Coaching im eigentlichen Sinn ist nicht notwendig, da der Patient sich selbst hilfreiche Strategien angeeignet hat:

Bis vor Kurzem erteilte ich nur wenige Stunden Unterricht, ich kann nicht sagen, dass ich mich daran gewöhnt hätte. Vor zwei Jahren steigerte sich jedoch die Anzahl Lektionen auf ca. 50. Mittlerweile habe ich mich daran gewöhnt, vor einer größeren Menge zu stehen. Zwar bin ich immer noch nervös, verschwitzt und habe einen trockenen Mund, doch während des Unterrichts verflüchtigen sich dieses Symptome. Ein Handicap bleibt jedoch nach wie vor bestehen und zwar folgendes:

Solange ich meinen Stoff genau nach meinen Vorstellungen unterrichten und mich an meinen Spickzettel halten kann, klappt alles wunderbar. Doch bin ich leicht aus der Bahn zu werfen, nicht unbedingt durch einen Schüler, aber von mir selbst. Immer wieder passiert es mir, dass ich mich selber von meinem Vorgehen abbringe, indem ich meinen Spickzettel nicht mehr zur Hand nehme. Damit bringe ich mich selber in Bedrängnis. Mit Glück – so kann ich es heute sagen – blieb ein Absturz aus. Doch bekanntlich geht der Krug zum Brunnen, bis er bricht.

Obwohl ich in den Ferien mit der Einnahme des Ritalins anfing, bemerkte ich schon damals eine bessere Konzentration und eine bessere Wahrnehmung. Ich war jedoch gespannt, wie sich das Ritalin auf meine Arbeit auswirken würde. Und siehe da, ich kann heute während mehreren Stunden konzentriert arbeiten. Die steigende Selbstsicherheit in allen Belangen macht sich angenehm bemerkbar. Um diese Erkenntnisse zu unterstreichen, entschied ich mich, mich selbst zu testen. Ich beschloss, ein Experiment in der Schule zu starten.

Etwa einen Monat nach meinen Sommerferien stand der Termin an, in der Schule in meinem Spezialgebiet Unterricht zu erteilen. Da dieses Gebiet eine ziemlich «trockene Angelegenheit» ist, fällt es auch schwer, die Schüler dabei wach zu halten. Während meinen letzten Vorbereitungen wurde mir bewusst, dass die Schüler selbst mit schön gestalteten Folien nicht zum Mitmachen zu motivieren wären. Ich musste mir etwas anderes einfallen lassen.

An jenem Montagmorgen betrat ich selbstsicher, aber doch leicht nervös das Klassenzimmer. Um Punkt halb acht meldete mir der Klassenchef, dass die Klasse komplett sei. So trat ich mit den Worten vor die Klasse, dass es für sie der erste Tag und die ersten Schulstunden nach den Ferien seien und ich ihnen nicht zumuten könne, meine ca. 60 Folien über sich ergehen zu lassen. Außerdem sei ich nicht in der Stimmung eine Folienschlacht zu veranstalten. Ich fragte, was sie von mir erwarten und was sie von meinem Gebiet wissen wollten.

Mit diesem Vorhaben riskierte ich das, wovor ich früher Angst hatte. Nämlich, dass ich nicht nach meinem Schema vorgehen konnte und mich somit nicht mehr zurecht finden würde. Mit dieser Art Unterricht war ich gezwungen, von meinem logischen Aufbau abzuweichen. Bekanntlich hatte ich bisweilen aus lauter Nervosität sogar vergessen, meinen Spickzettel zu lesen. Mit dieser neuen Ausgangslage machte ein Spickzettel keinen Sinn mehr, ich konnte frei walten und mich im Stoff frei hin und her bewegen. Ich musste mich somit nicht mehr mit einem Spickzettel herumschlagen. Trotzdem durfte ich aber nie die Übersicht bzw. mein Ziel aus den Augen verlieren. Ich war also gezwungen, den Unterricht so zu führen, dass ich stets mein Ziel ansteuerte.

Die ganze Zeit über konnte ich voll konzentriert und ruhig bleiben. Es gelang mir mühelos, von einem Thema zum anderen zu wechseln und die Themen miteinander zu verknüpfen und auf mein Ziel hinzuführen. Nie hatte ich das Gefühl, mein Zepter aus der Hand gegeben zu haben. Es kam hinzu, dass mein Gebiet im Wesentlichen von den

Schülern gestaltet wurde, was den Vorteil hatte, dass sie weniger einschliefen.

Mein Vorhaben gelang mir, zumindest im Bereich dieser Materie, so überraschend gut, dass ich weiter daran arbeiten werde.

24. Ich kann jetzt mein Leben in kontrollierte Bahnen lenken

Als die Patientin mich das erste Mal aufsuchte, wirkte sie auf mich, trotz ihrer äußerlich selbstsicheren und sehr ansprechenden Erscheinung, verunsichert und schien unter einem hohen Leidensdruck zu stehen. Sie beklagte sich, dass sie das Gefühl habe, von anderen nicht ernst genommen zu werden. Sie leide unter ihren ausgeprägten Stimmungsschwankungen, ihrer ständigen Unruhe, dem «Immer-auf-Draht-Sein», ihrer mangelhaften Konzentration und Desorganisiertheit.

Heute schreibt sie:

> Als ich mit etwa 30 Jahren nach einer längeren gescheiterten Beziehung wieder alleine war, zwang ich mich dazu, einmal in mich zu gehen, statt wie die anderen Male wieder dem Kick nachzugeben.
>
> Ich begann Bücher zu lesen, Fachbücher über psychologische Hintergründe in Beziehungen zwischen Mann und Frau. Dadurch gingen mir viele Lichter auf in meinem Wirrwarr von Selbstanschuldigung und meiner Wut auf die ganze Männerwelt. Auch meine Mutter half mir auf diesem Weg der Selbstfindung sehr. Wir hatten viele gute Gespräche. Ich lernte mich besser kennen und verstehen, aber irgendwo fehlte mir noch ein großes Puzzleteil. Es gab Vieles in meinem bisherigen Verhalten, was mir diese Bücher nicht erklären konnten. Da entdeckte ich in einem Buchladen ein Buch über ADS. Schon der Titel sagte mir, dass ich es unbedingt lesen musste: «Zwanghaft zerstreut». Was könnte besser auf mich zutreffen als diese Beschreibung?
>
> Ich las es, und es kam mir vor wie ein Spiegel. Also suchte ich weiter nach Informationen und besprach meine Vermutung mit meiner Mutter, die mich in meinen Gedankengängen weiter bestätigte.
>
> Nachdem ich nun viele neue Erkenntnisse und eine bis dahin unbekannte innere Ruhe gewonnen hatte, lernte ich meinen jetzigen Part-

ner kennen (durch Zufall, nicht mehr durch Suchen!). Von ihm bestärkt und ermutigt wagte ich es endlich, eine Ausbildung zu beginnen, die mir auch im Beruf neue Wege ebnen würde. Schließlich entschied ich mich, eine Abklärung machen zu lassen, weil ich mir von einer medikamentösen ADS-Behandlung Hilfe versprach. Die bekam ich auch und somit auch Gespräche, in denen ich noch mehr Klarheit gewann und die mir eine wichtige Stütze wurden, um an meinem Ziel dran zu bleiben. So schloss ich meine Informatik-Ausbildung erfolgreich ab. Zwei Träume wurden für mich wahr. Ich kann endlich einen kreativen Beruf ausüben, in dem ich meine Talente und Stärken einsetzen kann. Und ich habe einen Partner an meiner Seite, der sich auch für meine Schwächen interessiert, der sich nicht scheut, sich mit meiner Andersartigkeit auseinander zu setzen.

Die Medikamente machen mich nicht beziehungsfähiger, aber sie helfen mir, mein Leben in kontrolliertere Bahnen zu lenken. Allein schon das Wissen um das Aufmerksamkeits-Defizit-Syndrom gab mir Gelegenheit, diesmal anders an meine Beziehung heranzugehen und nicht wieder die gleichen Fehler zu machen. Ich weiß heute, dass das mangelnde Selbstwertgefühl in meiner Jugend zum großen Teil von meiner ADS herrührte und meine ausgeprägte Sensibilität auch ein Merkmal davon ist. Ich weiß, dass meine innere Unruhe und die Suche nach dem Kick kontrollierbar sind – weil ich weiß, woher sie kommen.

25. Ich habe es geschafft!

Vor drei Jahren, im Alter von 18 Jahren, erhielt ich die Diagnose ADS. Schon in der Kindheit war ich wegen meinem ADS immer wieder mit Anfeindungen, Ablehnung und Unverständnis konfrontiert. Auch meine Familie wurde teilweise in Mitleidenschaft gezogen.

Als ich eingeschult wurde, hatte ich große Schwierigkeiten mit der Rechtschreibung. Meine Mutter unterstützte mich mit großem Eifer bei der Überwindung meiner Schwierigkeiten. Ich denke, dass ich ohne ihre Hilfe diese Probleme kaum überwunden hätte. So las meine Mutter regelmäßig mit mir. Einmal kam in einem Buch der Begriff «Dickkopf» vor. Ich fragte meine Mutter nach der Bedeutung dieses Wortes. Sie erklärte es mir und bezeichnete mich als Dickkopf. Soweit ich mich erinnere, wurde ich daraufhin wütend und brach in Tränen aus.

Als ich etwa zwölf Jahre alt war, zog unsere Familie innerhalb der gleichen Ortschaft um. Mit den neuen Nachbarn kam es bald zu Problemen. Mehrere Mitbewohner desselben Wohnblocks fühlten sich ziemlich bald von meinen Wutanfällen gestört. Ende der vierten Klasse empfahl mich meine Lehrerin zum prüfungsfreien Übertritt in die Sekundarschule. Meine Situation verschlimmerte sich allerdings in der Sekundarschule drastisch. Meine Klassenlehrerin des dritten und vierten Schuljahres hatte mich nämlich sehr gut vor Anfeindungen der Klassenkameraden zu schützen vermocht. Obwohl sie selber nicht immer gerecht mir gegenüber war, hat mich keine andere Lehrkraft jemals so geschützt vor anderen Kindern wie sie. In der Sekundarschule fiel dieser Schutz dann weg. Nun litt ich sehr bald unter dem Verhalten meiner Klassenkameraden mir gegenüber. Meine Mutter meldete mich daraufhin für die sechste Klasse in einer Privatschule an. Doch in der achten Klasse wiederholten sich die Erlebnisse der fünften Klasse wieder. Nur schien ich nun noch stärker attackiert zu werden. Ich erlebte Bloßstellungen und bekam dumme Sprüche zu hören. Auch verschwanden auf einmal auffällig viele Gegenstände, die mir gehörten. Einmal verschwand gerade kurz vor der

Stunde mein Schulmaterial. Da meine Mutter Zeugin war, dass ich am Vorabend die Aufgaben eingepackt hatte, rief sie den Lehrer an.

Allerdings äußerte meine Mutter im Verlaufe dieser Zeit auch, dass ich nicht unschuldig sei an dieser Ablehnung, die ich zu spüren bekäme. In der neunten Klasse kamen einige neue Schüler in die Klasse. Ich kann mich noch genau daran erinnern, dass ich mich vor möglichen Bloßstellungen und anderen «Späßen» der alten Klassenkameraden fürchtete. Gewisse Leute mied ich einfach, da ich genau wusste, sie könnten mich wieder absichtlich vor anderen bloßstellen. Trotz guter Schulleistungen wollte ich nicht mehr zur Schule. Alle Berufsoptionen, die mit einem weiteren häufigen Schulbesuch zusammenhingen, lehnte ich kategorisch ab. Ich entschied mich für eine Berufslehre. Gleich anschließend an das neunte Schuljahr begann ich nach einigen Wochen Sommerferien die Berufslehre. Schon nach etwa drei Monaten hatte ich das erste ernsthafte Gespräch mit meinem Chef, der ziemlich unzufrieden mit meiner Arbeitsleistung und teilweise auch mit meinem Verhalten war.

Im Berufsschulunterricht rückte ich im Laufe des Schuljahres immer stärker in eine Außenseiterposition. Außer zu einer Schülerin hatte ich praktisch keinen engeren Kontakt zu meinen Kameraden und Kameradinnen. Meine Leistungen waren glücklicherweise verhältnismäßig gut. Allerdings erlebte ich auch während des Berufsschulunterrichts einige Frustrationen. Einmal hörte ich in einer Probe tatsächlich die Anweisung des Lehrers, ein Prüfungsblatt sei doppelseitig bedruckt. Doch diese Information vergaß ich während der Prüfung wieder, sodass ich nur die Vorderseite löste. Zum Glück war nur eine Seite doppelseitig bedruckt, sodass sich der Schaden in Grenzen hielt. In einem anderen Fach hatte ich Mühe, Informationen auswendig zu lernen, da mir der Stoff so umfangreich schien.

Andererseits konnte ich komischerweise eine nebensächliche Detailinformation im Gedächtnis behalten, die ich einmal in einem Lehrbuch gelesen hatte. Als ein Fachlehrer einmal zufällig nach dieser Detailinformation fragte, war ich die einzige Schülerin der ganzen

Klasse, welche die Antwort wusste. Ich glaube, dass einige Schüler damals über mich staunten.

Im Lehrbetrieb fiel mir auf, dass ich vor zehn Uhr morgens einfach das Gefühl hatte, ich sei nicht richtig wach. Gleichzeitig merkte ich, dass mich ständig Gedanken von der Arbeit ablenkten. Es war zum Verzweifeln, dass ich einfach nichts dagegen unternehmen konnte. Es hätte mir geholfen, die ablenkenden Gedanken auszuschalten, doch es gelang mir einfach nicht. Allerdings konnte ich ohne Probleme ein spannendes Buch lesen ohne abschweifende Gedanken zu haben.

Als mein Chef mir eines Nachmittags Anweisungen gab, wie ich eine bestimmte Arbeit erledigen sollte, schaffte ich es nicht, die verschiedenen Anweisungen in meinem Gedächtnis zu behalten. Außerdem fand ich die Informationen widersprüchlich, da ich diesmal scheinbar anders vorgehen sollte, als ich es ursprünglich gelernt hatte. Ich versuchte, den Auftrag trotzdem so gut als möglich zu erledigen, allerdings tat ich es vollkommen falsch. Dadurch entstand für meinen Chef ein erheblicher Mehraufwand. Ich fühlte mich ziemlich deprimiert, weil ich so wenig Erfolg in meinem Beruf hatte.

Im ersten Lehrjahr suchte ich dann erstmals eine Psychiaterin auf. Ich sprach sie auf das Problem an, Angst zu haben, dass mir Fehler bei der Arbeit unterliefen. Anstatt mich ernst zu nehmen, meinte sie, ich hätte Angst vor Verantwortung. Das machte mich wütend und ich schrieb ihr einen Brief. Ich wollte nicht mehr zu ihr zur Therapie gehen.

Im zweiten Lehrjahr suchte ich eine Psychologin auf, doch ich verschwieg ihr teilweise meine Probleme und kam andauernd zu spät in ihre Therapie. Als sie mir einmal im dritten Lehrjahr einen von mir verpassten Termin verrechnete und ich von meinem Lehrlingslohn 80 Franken dafür bezahlen musste, ließ ich auch diese Therapie sausen.

Danach suchte ich noch zwei verschiedene Psychiaterinnen auf. Die erste passte mir gar nicht (sie ging ziemlich schonungslos mit mir

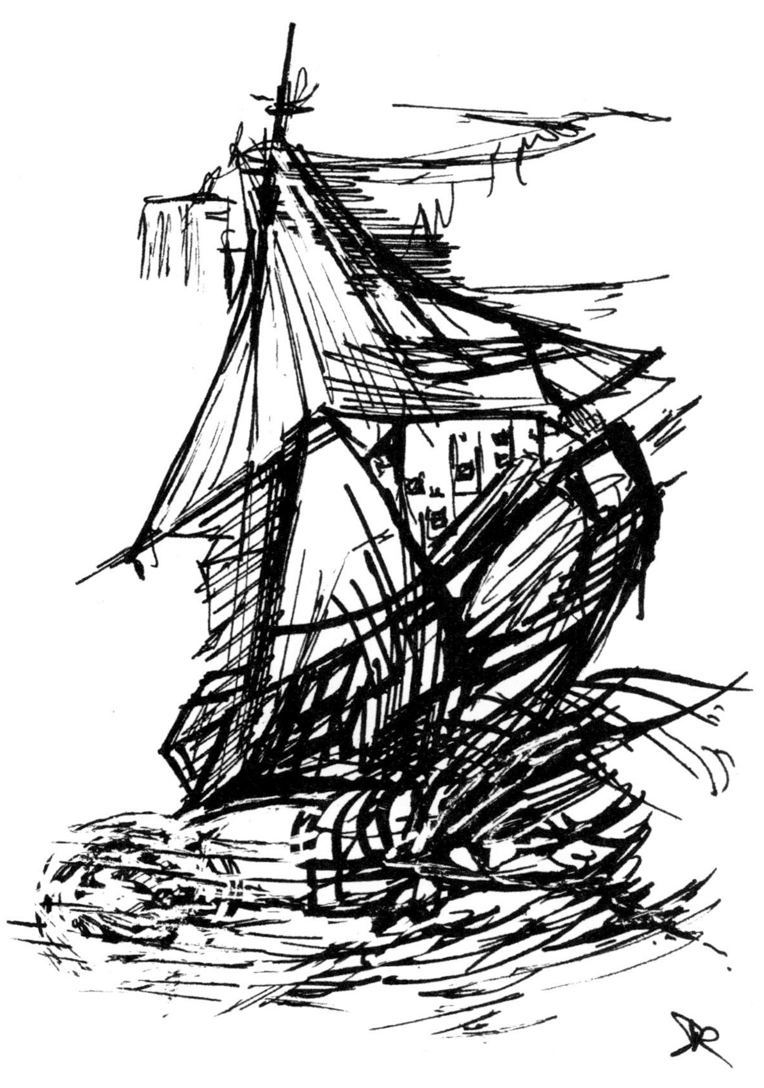

Reise mit unbekanntem Ziel

um), und ich gab erneut meine Therapie auf. Die andere Psychiaterin ging freundlich auf mich ein. Allerdings wusste sie nichts von ADS. Doch sie empfahl mir wegen meiner Platzangst zwei gute Bücher zum Thema.

Ende des dritten Lehrjahres las meine Mutter einen Artikel über ADS. Glücklicherweise war ihr sofort klar, dass ich daran leiden musste. Es gelang mir schließlich, die Adresse von Frau Dr. Ryffel ausfindig zu machen.

Obwohl ich genau wusste, dass ich ADS hatte, war es nicht einfach, diese Diagnose zu akzeptieren. Denn damit wusste meine Ärztin ja genau über die Dinge Bescheid, welche ich anderen zu verheimlichen versucht hatte. Ich versuchte ja vor allem zu verheimlichen, welche Schwierigkeiten ich im Umgang mit meinen Mitmenschen hatte. Auch fand ich es anfangs einfach furchtbar, ADS zu haben. Ich fühlte mich minderwertig. Ende des dritten Lehrjahrs bestand ich die Lehrabschlussprüfung trotz völlig ungenügender Vorbereitung. Es war sehr hilfreich, eine Therapeutin gefunden zu haben, die mir nicht etwa eine Angst vor Verantwortung vorwarf, sondern mir erklären konnte, was in mir vorging, wenn zu viele äußere Einflüsse auf mich einwirkten und ich mich regelrecht durcheinander fühlte.

Durch die Medikamenteneinnahme erlebte ich etwas, das ich vorher noch nie gefühlt hatte. Ich hatte das Gefühl, endlich einmal anwesend zu sein.

Nach der Lehre folgten verschiedene Auslandaufenthalte. Schließlich entschied ich mich für eine fachliche Weiterbildung. Um an dieser höheren Schule aufgenommen zu werden, musste ich eine Aufnahmeprüfung bestehen. Ich bereitete mich sechs Wochen lang selbstständig auf die Prüfung vor. Meine Mutter bemerkte eine erstaunliche Veränderung meines Lernverhaltens. Sie hatte mich bisher meistens zum Lernen anhalten müssen. Jetzt war das Gegenteil der Fall: Sie konnte mich kaum mehr vom Lernen abhalten. Tatsächlich schaffte ich die Aufnahmeprüfung. Während der beruflichen Weiterbildung gab es auch immer wieder Schwierigkeiten. Doch diesmal konnte ich auf Unterstützung hoffen. Frau Dr. Ryffel informierte beispielsweise eine Lehrkraft brieflich über mein ADS und legte noch allgemeine Informationen über ADS bei. Meine Lehrkraft zeigte sofort viel mehr Verständnis für meine Eigenarten und ging auch besser auf meine Schwierigkeiten ein.

Die berufliche Weiterbildung hat mir auch klar geholfen, mich selber besser einzuschätzen. Ich konnte herausfinden, wo meine Stärken liegen. Inzwischen habe ich meine Weiterbildung trotz massiver Prüfungsangst erfolgreich abgeschlossen. Es hat meinem Selbstbewusstsein Auftrieb gegeben, einmal eine Ausbildung mit Erfolg gemeistert zu haben.

Meine Lehre dient mir heute als Grundausbildung. Dank der beruflichen Weiterbildung habe ich eine Stellenzusage für eine verantwortungsvolle Position gefunden, bei der ich grundlegend andere Arbeit erledigen werde als während der Lehre.

Es ist für mich eine große Erleichterung, endlich über ADS Bescheid zu wissen. Ich weiß, dass eine undiagnostizierte ADS einen täglichen Kampf bedeutet, während die anderen Menschen scheinbar ein so lockeres Leben haben. Manchmal stelle ich mir Menschen mit ADS vor, die (noch) keine Diagnose haben. Sie tun mir aufrichtig leid.

Es ist mir auch eine Hilfe, mit meiner Therapeutin über meine Probleme reden und mögliche weitere Schritte zur Lösung dieser Schwierigkeiten besprechen zu können.

26. In unserem Familienalltag ist es ruhiger geworden ...

Vor 19 Jahren lernte ich meinen jetzigen Ehemann Sven kennen. Vor dieser Beziehung hatte ich einige flüchtige Bekanntschaften. Ich liebte die Abwechslung, fand es toll mich immer wieder neu zu verlieben, doch das «Verliebt sein» dauerte jeweils nicht lange. Schon nach kurzer Zeit empfand ich die Beziehung zu den Männern langweilig, so dass ich mich immer wieder in andere Jungs verliebet; in der Hoffnung, dass es der Richtige sei.

Mit 18 Jahren verliebte ich mich in Sven, ja wir lebten im siebten Himmel ... die Welt leuchtete in rosaroten Farben, ich fühlte mich überglücklich. Ich, die impulsive junge Frau, er der ruhige, sanfte junge Mann. Mit 21 Jahren zogen wir gemeinsam in ein Studio, doch die rosa Wolken begannen sich langsam zu verdunkeln, die ersten Streitereien begannen. Sven bereiteten plötzlich meine wechselnden Launen (von himmelhoch jauchzend zu Tode betrübt), mein Chaos und meine Impulsivität Schwierigkeiten. Es gab deswegen immer wieder heftigen Streit, doch wir versöhnten uns meistens wieder sofort und lagen uns in den Armen. Sven vermittelte mir Halt, durch seine Ruhe, Sicherheit und Geborgenheit. Heute weiß ich, dass diese Gefühle für mich sehr wichtig waren, damit ich mich in meiner unklaren, von einem Schleier umgebenen Welt zu Recht finden konnte. Für mich war die Sexualität unheimlich wichtig, was Sven nicht zu stören schien, ich war übersexualisiert, in diesen Situationen konnte ich klar sehen. Trotz vielen Problemen in unserer jungen Beziehung heirateten wir fünf Jahre später. Das erste Jahr nach der Heirat empfand ich als sehr schwierig, ich hatte das Gefühl, nicht mehr frei zu sein, ich hatte mich durch das JA-Wort verpflichtet, mich an gewisse Regeln zu halten, ich fühlte mich eingeengt. Wir stritten uns fast täglich, meinem Mann bereitete es große Mühe, meine Unordnung zu akzeptieren, er begriff nicht, weshalb ich es nicht schaffte, die Wohnung einigermaßen im Griff zu haben. Ich arbeitete 100 % als Pflegefachfrau, er als Drechsler und Schreiner. Wir trafen die Abmachung, ab sofort die Hausarbeiten gemeinsam zu erledigen, wir stritten uns wirklich weniger. Es gab auch Unstimmigkeiten, weil ich sehr schlecht Auto fuhr und ich ab und zu kleinere Unfälle hatte, oder die Geschwindigkeit zu hoch war ...

1994 wurde ich als 23-jährige Mutter, er als 24-jähriger Vater. Wir waren glückliche Eltern von einer kleinen Tochter, ein Ereignis, welches unser Leben, unsere Partnerschaft enorm veränderte. Ich war völlig überfordert mit diesem kleinen Wesen und erlitt eine Erschöpfungsdepression. Unsere Beziehung wurde immer schwieriger, es gab Momente, wo wir uns nur noch stritten, besonders abends wenn mein Mann von der Arbeit nach Hause kam und noch sämtliche Hausarbeiten erledigen musste. Unsere Wohnung sah sehr chaotisch aus, der Waschberg wurde nie kleiner, überall lag Wäsche herum ... Ich schrie Sven oft an, begriff nicht, weshalb er mich ständig kritisierte. In meinen Augen war ich doch den ganzen Tag beschäftigt, das Baby und den Haushalt zu organisieren, ich räumte doch ununterbrochen auf, doch ich schaffte es einfach nicht, die Sachen an den richtigen Ort zu versorgen, nein, ich verlagerte alles nur ... Ich hatte wirklich den Eindruck, dass ich mir extrem Mühe gab, die Hausarbeiten in den Griff zu bekommen, doch es ging einfach nicht! Mein Mann spürte meine Verzweiflung, so dass er nach seiner Arbeit mich bei vielen Hausarbeiten entlastete und für mich wichtige Termine organisierte. Melanie unsere Tochter, war ein liebes, ruhiges und unkompliziertes Baby, sie schrie nur, wenn sie Hunger hatte. Wir hatten jedoch auch sehr schöne Momente, wobei die Sexualität immer eine wichtige Rolle spielte.

1995 kam unsere zweite Tochter Jasmin zur Welt, ein niedliches Baby, welches jedoch fast immer schrie. Sie litt unter Bauchkrämpfen, wir dachten, dass diese nach drei Monaten verschwinden würden, doch es kam anders, das Schreien ging weiter. Es kam eine Nahrungsunverträglichkeit dazu, fast jede Nacht trugen wir unser kleines Baby umher. Mein Mann unterstützte mich, wo er nur konnte. Doch ich liebte es Mami zu sein, war oft sehr kreativ, bastelte und spielte mit den Kindern. Da Jasmin von Anfang an ein sehr schwieriges und unruhiges Kind war, war ich sehr froh, dass es mit Melanie kaum Probleme gab. Doch die Kindererziehung erwies sich als sehr schwierig, mein Mann war sehr konsequent, ich inkonsequent, was die Kinder ausnutzten, besonders unsere Kleine. Oft hörte ich die Worte von Sven, wie er sagte, dass die Kleine wie die Mama sei, impulsiv, chaotisch und launisch, eben mein Spiegelbild ... Sie war wie ich sehr feinfühlig, wir verstanden uns ohne Worte. Wo wir zwei auftauchten, herrschte Chaos! Die Große war wie der Papa, ruhig und ausgeglichen. Besonders wenn unsere Streitereien eskalierten, dachte ich an eine Trennung. Doch da waren die Kinder, sie liebten Mama und Papa und ich wusste, dass ich ohne Sven kaum existieren konnte. Ich liebte ihn doch immer noch.

Nach vielen schwierigen Jahren und einem erneuten Zusammenbruch wurde bei mir eine ADHS diagnostiziert und ich wurde mit Ritalin behandelt. Nun könnte man denken, dass die vielen Eheprobleme und Alltagsschwierigkeiten durch das Medikament aus der Welt geschaffen wären. Nein, es war eben keine bakterielle Infektion, welche kurzfristig mit Antibiotika behandelt werden konnte. Die neurobiologische Störung verschwand durch die Medikamente nicht, doch das Leben veränderte sich, ich konnte auf einmal klar sehen, mich konzentrieren, war ruhiger, zufriedener und nicht mehr so impulsiv. Hatte Erfolgserlebnisse ... doch mein Mann hatte mit der neuen Situation große Schwierigkeiten, er war sich gewohnt, für mich zu denken und zu organisieren ... Jetzt hatte ich vieles selber im «Griff». Ich wurde wütend, weil er weiterhin für mich denken, planen und organisieren wollte, er fühlte sich ungebraucht und überflüssig ... Ich war auch nicht mehr übersexualisiert, konnte die Liebe ruhig genießen und er hatte das Gefühl, dass ich ihn nicht mehr liebe! Es brauchte sehr viele Gespräche und die Unterstützung der Ärztin, damit ich mit der «neuen» Situation zu Recht kam. Es war nicht einfach die Gefühle des Partners zu verstehen und richtig zu interpretieren. Mein Mann suchte sich neben seinem 100 % Job, eine neue Herausforderung, er half in seiner Freizeit immer häufiger im Rettungsdienst mit. Ich denke, dass er das Gefühl haben musste, gebraucht zu werden. Er erwähnte oft, dass ich seine Unterstützung ja nicht mehr nötig habe. Ich fühlte mich verletzt und traurig. Wir mussten erneut lernen, mit Höhen und Tiefen in unserer Beziehung umzugehen. Ich verbrachte sehr viel Zeit alleine mit meinen Kindern.

Bei meiner jüngeren Tochter wurde ebenfalls eine ADHS diagnostiziert und auch sie wurde mit Ritalin behandelt.

Die Kinder sind inzwischen 13 und 11 Jahre alt. Die Große leidet oft sehr unter dem Verhalten ihrer Schwester, sie musste schon früh auf vieles verzichten. Sie ist eine sehr gute Schülerin, hat viele Freundinnen, doch sie kämpft um Aufmerksamkeit, sie wirft uns immer wieder vor, dass sich immer alles um ihre Schwester «drehe», was auch stimmt. Die Kleinere braucht trotz Ritalin meine ganze Aufmerksamkeit. Mit den Hausaufgaben haben wir unsere Kämpfe. Vieles findet sie überflüssig zu lernen, doch wenn es um Themen geht, welche sie interessieren, hat sie sehr gute Noten. Ich muss aufpassen, dass ich ihr nicht erzähle, dass ich in der Schulzeit auch viel Unterrichtsstoff überflüssig fand ... weil ich mich so gut in sie versetzten kann, ist es für mich schwierig, trotz Gefühlen und Empfindungen ihr den richtigen Weg zu zeigen. Seit einiger Zeit unternehmen wir einmal in der Woche nur etwas mit unserer Großen, sie genießt es für eine kurze Zeit, Mama und Papa für sich allein zu haben.

In unserem Familienalltag ist es ruhiger geworden, wir können jetzt gemeinsam essen und reden, was vor der Therapie mit Ritalin unmöglich war. Mein Mann hat jetzt auch keine Angst mehr, wenn ich am Steuer sitze, ich fahre ruhig und halte mich an die Geschwindigkeitslimiten. Ich bin mir bewusst, dass es für die Familie sehr schwierig ist, wenn zwei ADHS betroffen sind. Ich habe gelernt, dass es in unserer Gesellschaft notwendig ist, sich an gewisse Regeln und Vorgaben zu halten. Auch ich muss mir immer wieder sagen, dass es Dinge gibt, die eine Struktur benötigen, die auch ich nicht ändern kann.

Ich möchte allen Mut machen, dass ein einigermaßen harmonisches Zusammenleben möglich ist, obwohl man immer wieder mit neuen, schwierigen Situationen konfrontiert wird. Ich denke, dass es wichtig ist, akzeptieren zu können, dass die nicht von einer ADHS-betroffenen Familienmitglieder uns oft führen oder zeigen müssen, die Balance auch dann zu halten, wenn der Weg eng und steinig erscheint ...

Schlussfolgerungen, Zukunftsperspektiven, Wunschvorstellungen

Ich hoffe, es ist mir gelungen, einen Einblick in die Erlebniswelt von ADHS-Betroffenen zu geben.

Je nach Ausprägungsgrad kann die Aufmerksamkeitsdefizit-/Hyperaktivitätsstörung ein Hindernis in der Lebensbewältigung darstellen. Da es sich um hypersensible Menschen handelt, leiden sie in ganz besonderem Ausmaß an ihren Defiziten.

Sofern das Umfeld «stimmt», das heißt Partner oder Partnerin Verständnis aufbringen oder sich sogar darüber freuen, dass ihr Partner ein wenig anders, spontaner, impulsiver, begeisterungsfähiger, voller Ideen und kreativer ist, und solange er oder sie bereit ist, Unaufmerksamkeit, Ablenkbarkeit, Desorganisation und eine etwas chaotische Lebensweise in Kauf zu nehmen, können diese Partnerschaften durchaus Bestand haben und sehr beglückend sein.

Der Umstand, dass es sich bei der ADHS um ein Krankheitsbild handelt, welches nicht nur eine Auswirkung auf die verschiedenen Lebensbereiche aufweist, sondern auch häufig mit Begleiterkrankungen beziehungsweise mit Folgeerscheinungen einhergeht, macht es für Therapeuten zwingend, differentialdiagnostische Überlegungen anzustellen. Im Einzelfall werden immer der Leidensdruck und der Schweregrad der Störung darüber entscheiden, ob sich eine Therapie aufdrängt oder nicht.

Im deutschen Sprachgebiet ist es leider heute noch so, dass es viel zu wenige Fachkollegen gibt, die sich entweder für die Thematik interessieren oder sich darin so gut auskennen, dass betroffenen Patienten angemessen geholfen werden kann. Nur allzu oft höre ich von Patienten, wie sie auf eine mögliche Erklärung ihrer Probleme durch die

Lektüre entsprechender Bücher oder via Internet kommen. In der Hoffnung, nun endlich die für sie geeignete Therapie zu erhalten, suchen sie Fachkollegen auf, und werden – gerade diese oftmals leidgeplagten Menschen – mit der Bemerkung abgespiesen, es handle sich dabei nur um eine Modediagnose, es gäbe keine ADHS im Erwachsenenalter.

Kollegen, die sich ihrer Grenzen bewusst sind und offen und ehrlich ihren Patienten sagen, dass es sich um ein Spezialgebiet handelt, in dem sie (noch) nicht bewandert sind, dürfen keiner Kritik ausgesetzt werden. Unverständlich erscheint es hingegen, wenn ohne Kenntnis der ADHS langwierige Psychotherapien oder sonstige Behandlungen durchgeführt werden, für die es keine wissenschaftlichen Belege gibt, dass sie erfolgversprechend wären.

Eine empathische Grundhaltung kann im Einzelfall durchaus eine große Hilfe darstellen, nur darf dies nicht darüber hinwegtäuschen, dass verständnisvolles Mitschwingen nicht ausreichend sein wird, um zukunftsorientiert eine grundlegende Veränderung im Verhalten des Patienten zu ermöglichen.

Die ADHS ist ein medizinisches Problem, eine neurobiologische Störung mit genetischer Komponente, die zusätzlich durch Umweltfaktoren mit beeinflusst wird. Sie kann medikamentös zwar nicht geheilt werden, aber bei optimaler Einstellung und parallel durchgeführter Psychotherapie mit einem kognitiv-verhaltenstherapeutischen Ansatz zu einer wesentlichen Verbesserung der Beeinträchtigungen und somit der Lebensqualität eines Betroffenen, seiner Partnerschaft und seiner Familie führen.

Obwohl ich immer ein, zwei Freunde bzw. Freundinnen hatte, fühlte ich mich immer irgendwie nicht dazugehörig, als stünde ich außerhalb der Gruppe und würde bloß zusehen. Entsprechend unwohl fühlte ich mich bei jeder Aufforderung, mich einzubringen. Dieses Gefühl erlebte ich überall, wo ich in größeren Gruppen teilnahm: Schule, Jugendgruppe, Arbeitsstelle. Allein meine Anwesenheit war mir irgendwie peinlich. Plötzlich begann ich, andere Menschen bewusst zu beobachten, um herauszufinden, was mich so sehr von allen anderen unterscheidet. Mein Selbstbewusstsein sank zuse-

> hends. Was immer andere besser konnten als ich, erkannte ich als den fatalen Unterschied, weshalb ich nirgends dazugehörte. Dass diese Erkenntnis wiederum ein fataler Irrtum war, realisierte ich erst viel, viel später.

Nach bestandenem Abitur beschloss diese Patientin, Psychologie zu studieren:

> Mein Vorhaben, Psychologie zu studieren, scheiterte bald in doppelter Weise: Erstens sank mein wiedererlangtes [durch das bestandene Abitur; Anm. der Autorin] Selbstvertrauen durch die Anonymität der Uni sehr schnell wieder auf seinen Ausgangspunkt. Zwar versuchte ich wieder nach bewährtem Muster, meine Schüchternheit mit der Maske: «Ich bin stark – ich brauche niemanden», zu kaschieren; doch die Motivation sank und sank. Zweitens überforderte mich der unstrukturierte Aufbau des Studiums. Die Anforderungen an meine Selbstorganisation waren zu hoch. Ich verpasste Anmeldefristen, vergaß die nötigen Testate rechtzeitig zu holen, immer wieder fehlten mir Kopien. Unterlagen anzufertigen, aus denen man auf eine Prüfung hin lernen konnte, war mir auch vorher nie gelungen, stets war ich auf eine gute Seele mit besseren Fähigkeiten in Darstellung und Organisation angewiesen. Als Gegenleistung erklärte ich meinem Gegenüber oft seine perfekt gemachten Notizen.

Für mich ist es immer wieder tragisch zu erfahren, dass – wie in diesem letzten Beispiel dargestellt – intelligente, fähige, liebenswerte Menschen durch eine vorhandene ADHS ihr großes Potenzial nicht ausschöpfen können und im schlimmsten Fall im Leben scheitern. Daher hoffe ich, dass sich in nächster Zukunft vermehrt Kollegen, Psychiater und Psychologen, der Thematik annehmen mögen und so vielen Betroffenen geholfen werden kann. Wie in jeder Therapie gibt es Tiefschläge, vor allem dann, wenn die ADHS mit Begleiterkrankungen oder Folgeerkrankungen vergesellschaftet ist. Der Rückfall in eine depressive Episode oder der Rückfall bei einer Suchtmittelabhängigkeit sind dramatische Ereignisse, aber gerade in solchen Situationen wird man seine Patienten nicht hängen lassen dürfen.

Bedingt durch die Aufmerksamkeitsproblematik, zusätzlich geschürt durch zwar wohlgemeinte jedoch völlig irrationale Meinungsäußerungen vergessen Betroffene häufig, ihre Tabletten einzunehmen. Die Folge davon sind nicht selten verpasste Termine und unbezahlte Rechnungen. Für einen Therapeuten kann das bewusst oder unbewusst zu einer Kränkung führen, welche die therapeutische Beziehung negativ beeinflussen wird, falls sich der Therapeut nicht im Klaren ist, das auch diese Vorkommnisse mit der ADHS in Zusammenhang stehen.

Nichtsdestoweniger möchte ich möglichst viele Kollegen dazu ermuntern, sich ihrer ADHS-Patienten anzunehmen, denn die Dankbarkeit und Freude auf beiden Seiten überwiegen bei weitem die auftretenden Schwierigkeiten. Ein gutes Arbeitsbündnis mit einem ADHS-Betroffenen stellt eine immense Befriedigung dar.

Die Forschungen im Bereich der Neurobiologie und Genetik sind in vollem Gange. Ich bin gleichzeitig gespannt darauf, ob und zuversichtlich, dass wir in den nächsten Jahren bald noch mehr über die Ursachen und als Folge davon noch bessere Therapiemöglichkeiten der ADHS kennen lernen werden.

Wenn wir unsere Arbeit als Mediziner und Psychologen seriös machen wollen – und davon gehe ich aus –, können wir uns mit den schönen Künsten nur in der Freizeit beschäftigen. Wir sind keine Literaturwissenschaftler, keine Kunsthistoriker, keine Musiksoziologen. Ein jeder hat vielleicht einen Lieblingsautor, einen Lieblingsmaler, einen Lieblingsmusiker, in dessen Biografie und Werk er sich bestens auskennt. Spannend wäre es zum Beispiel, Leben und Werk des genialen Malers und Bildhauers Max Ernst aus dem Blickwinkel einer ADHS zu durchleuchten. Um jedoch relevantere Aussagen zum Thema ADHS und Kreativität machen zu können, wird ein interdisziplinärer Austausch nötig sein. Nicht Hypothesen, sondern Fakten sollten wegweisend sein, um ein immer größeres Verständnis der ADHS zu erlangen.

Einmal sollte man ...

Einmal sollte man seine Siebensachen
Fortrollen aus diesen glatten Geleisen.
Man müsste sich aus dem Staube machen
Und früh am Morgen unbekannt verreisen.

Man sollte nicht mehr pünktlich wie bisher
Um acht Uhr zehn den Omnibus besteigen.
Man müsste sich zu Baum und Gräsern neigen,
Als ob das immer so gewesen wär.

Man sollte sich nie mehr mit Konferenzen,
Prozenten oder Aktenstaub befassen.
Man müsste Konfession und Stand verlassen
Und eines schönen Tags das Leben schwänzen.

Es gibt beinahe überall Natur,
– Man darf sich nur nicht sehr um sie bemühen –
Und so viel Wiesen, die trotz Sonntagstour
Auch werktags unbekümmert weiterblühen.

Man trabt so traurig mit diesem Trott.
Die andern aber finden, dass man müsste ...
Es ist fast, als stünd man beim lieben Gott
Allein auf der schwarzen Liste.

Man zog einst ein Lebenslos «zweiter Wahl».
Die Weckeruhr rasselt. Der Plan wird verschoben.
Behutsam verpackt man sein kleines Ideal.
– Einmal aber sollte man ... (Siehe oben!)

Mascha Kaléko

Persönliche Anmerkung

Bereits als kleines Mädchen habe ich zum Zeichenstift gegriffen, wenn ich das Bedürfnis verspürte, ganz bei mir selber zu sein. Später besuchte ich Kurse: Malen und Zeichnen wurden zu einem wichtigen Bestandteil meines Lebens. Mit dem Abitur musste ich mich entscheiden, welcher Studienrichtung ich folgen sollte: Ich war ja mit der Medizin ebenfalls von klein auf konfrontiert, da mein Vater eine große Allgemeinpraxis führte.

Die Vernunft siegte, und ich entschloss mich zum Studium der Medizin. Dieses bereitete mir große Freude, doch erst viele Jahre später, ziemlich genau zehn Jahre nach dem Staatsexamen, wandte ich mich meiner wirklichen «Berufung», der Psychiatrie, zu. Während der Zeit in der Klinik faszinierten mich die Bilder der Patienten, sodass ich mich mit der «Bildnerei der Geisteskranken» (H. Prinzhorn) auseinander setzte. Ich selbst malte weiter, besuchte entsprechende Kurse, auch solche für Maltherapie.

Heute, in der eigenen Praxis, empfinde ich es als Geschenk, die psychotherapeutische Arbeit mit bildnerischem Schaffen zu kombinieren. Indem ich zeichne und male, setze ich mich intensiv mit meinen Patienten auseinander. Prozesse der Übertragung und Gegenübertragung werden mir verdeutlicht, und es kommt zu einer Befreiung und Öffnung für Neues. Gleichzeitig ermuntere ich den einen oder anderen Patienten dazu, selber einmal den Pinsel zur Hand zu nehmen, und bin immer wieder erstaunt, wie hilfreich und heilsam diese zusätzliche Möglichkeit, Krisen zu bewältigen, sein kann.

Meine Bilder erzählen Geschichten – wahre oder unwahre, darauf kommt es nicht an. Mein Wunsch wäre es, wenn beim Betrachten der Bilder eigene Geschichten entstehen, ob wahr oder unwahr, ob sie sich tatsächlich begeben haben oder «nur» der Fantasie entsprungen sind, ist nicht wichtig. Es kommt nicht allein auf den ästhetischen

«Wert» an, vielmehr zählen die Assoziationen, die heraufbeschworen werden.

Hierzu eine kleine Geschichte: Während einer Zugfahrt konnte ich folgendes kleine Schauspiel beobachten: Ein junger Student - ich denke es war ein Student, so wie er aussah, seine Kleidung, sein Rucksack, seine Brille - auf jeden Fall eine sympathische Erscheinung schaute immer wieder sein Gegenüber an. Sie sprachen nicht miteinander. Von meinem Platz aus konnte ich nur sehen, dass es sich um eine Frau handelte, sie saß mit dem Rücken zu mir. Zwischendurch suchte der Student sich abzulenken und blätterte in seinen Notizen, jedoch ohne sich recht konzentrieren zu können. Immer wieder blickte er die Frau an, ich nahm an, es handle sich ebenfalls um eine junge Studentin und staunte, dass sie nicht miteinander ins Gespräch kamen. Alle drei stiegen wir in derselben Stadt aus, und ich war nicht wenig erstaunt, als ich die Frau von vorne sah - sie hätte seine Mutter sein können! Sicherlich noch eine attraktive Frau, in jungen Jahren war sie wohl sehr hübsch gewesen, aber um wie viele Jahre älter als «mein Student»? Auf dem Bahnsteig, beim Vorbeilaufen, sprach der Student die Frau an. Was hat er wohl zu ihr gesagt? Und was hat sie geantwortet? Nach diesem kurzen Erlebnis griff ich, zu Hause angelangt, zum Zeichenstift, und es entstand eine Reihe von «Augenbildern».

Diese kleine Geschichte hat sich tatsächlich so zugetragen wie ich sie beschrieben habe, und sie inspirierte mich. Solche Vorkommnisse und viele andere finden tagtäglich um uns herum statt, wir müssen sie nur wahrnehmen. Wie Luc Ciompi es formuliert hat: Jeder Tag mit seinen Erlebnissen ist wie ein «Fenster in der Zeit», das Einblicke eröffnen kann in den «eigentlichen Sachverhalt» (Ciompi, 1988, S. 60). Immer sich wiederholende Fenster. Auch das ganze Leben (des einzelnen Menschen und der Menschheit) ist ein solches «Fenster»!

Literaturverzeichnis

Es werden in diesem Verzeichnis nur die Quellen genannt, welche in diesem Buch zur Verwendung gekommen sind. Für den/die interessierte/n Leser/Leserin, welche/r gewisse Inhalte in der Originalliteratur nachschlagen möchte, sind sie zur einfacheren Orientierung nach Themen bzw. Kapiteln geordnet.

Fakten zur ADHS

Barkley R.A. (1997). ADHD and The Nature of Self-Control. Guilford Press, New York, London

Barkley R.A. (1998). Attention Deficit Hyperactivity Disorder. A Handbook for Diagnosis and Treatment. 2nd ed. Guilford Press, London, New York

Barkley R.A., Murphy K.R., & Fischer M.K. (2008). ADHD in Adults. What the Science says. The Guilford Press London, New York

Brown T.E. (2000). Attention Deficit Disorders and Comorbidities in Children, Adolescents, and Adults. American Psychiatric Press, Washington

Brown T.E. (2013). A New Understanding of ADHD in Children & Adults: Executive Function Impairments. Routledge

Brown T. E (2014). Smart but Stuck: Emotions in Teens and Adults with ADHD. Jossey-Bass/Wiley

Hallowell E.M. & Ratey J.J. (1999). Zwanghaft zerstreut oder die Unfähigkeit, aufmerksam zu sein. Taschenbuchausgabe. Rowohlt, Reinbek

Hallowell E.M. (1997). Worry. Pantheon Books, New York

Krause K.H. et al. (2000). Increased striatal dopamine transporter in adult patients with ADHD, Neuroscience Letters 285, 107–110

Krause K.H. et al. (1998). Das hyperkinetische Syndrom (AD/HS des Erwachsenenalters), Der Nervenarzt, 7, Vol 69, 543–556

Krause J. & Krause K.H. (2013). ADHS im Erwachsenenalter. Schattauer, Stuttgart

Morihisa J.M. (2001). Advances in Brain Imaging. American Psychiatry Publishing, Inc. Washington

Nadau K.G. (1995). A Comprehensive Guide to Attention Deficit Disorder in Adults. Brunner/Mazel, New York

Ratey J. (1998). Shadow Syndromes. Bantam Books, New York

Richardson W. (1997). A.D.D. & Addiction. Pinon, Colorado Springs

Ryffel D. (2001). Die Aufmerksamkeitsdefizitstörung im Erwachsenenalter, Berner Schriftenreihe zur Kinder- und Jugendpsychiatrie, 3, 17–24
Scandar, R. (2000). El niño que no podía dejar de portarse mal. Distal S.R.L., Buenos Aires

Wir fühlen uns anders

Aron E.N. (1996). The Highly Sensitive Person. Broadway Books, New York
Aron E.N. (2000). The Highly Sensitive Person in Love. Broadway Books, New York
Ciompi L. (1982). Affektlogik. Klett-Cotta, Stuttgart
Ciompi L. (1988). Außenwelt Innenwelt. Sammlung Vandenhoeck, Göttingen
Ciompi L. (1997). Die emotionalen Grundlagen des Denkens. Sammlung Vandenhoeck, Stuttgart
Damasio A.R. (2000). Ich fühle also bin ich. List, München
Goleman D. (1995). Emotional Intelligence. Bantam Books, New York
Guerrero López F., Basconés Marquez M., Perez Galán (Coordinadores) (2014). El lado oculto del TDAH en la edad adulta. Ediciones Aljibe, Málaga
Herschkowitz N. (2001). Das vernetzte Gehirn. Verlag Hans Huber, Bern, Göttingen, Toronto
LeDoux J. (2001). Das Netz der Gefühle. Deutscher Taschenbuch Verlag, München
Pfeiffer S. (2002). Der sensible Mensch. R. Brockhaus, Wuppertal
Ratey J. (2001). Das menschliche Gehirn. Walter, Düsseldorf, Zürich
Roth G. (1996). Das Gehirn und seine Wirklichkeit. Suhrkamp, Frankfurt am Main
Roth G. (2001). Fühlen, Denken, Handeln. Suhrkamp, Frankfurt am Main
Spitzer M. (2000). Geist im Netz. Spektrum Akademischer Verlag, Heidelberg, Berlin

Kreativität

Bader A., Navratil L. (1976). Zwischen Wahn und Wirklichkeit. Bucher, Luzern, Frankfurt am Main
Dinello R. (2006). Art Expression et Creativite. Editorial Grupo Magó, Montevideo, Uruguay
Hentig H. (2000). Kreativität. Beltz, Weinheim und Basel
Kast B. (2015). Klick! Das Handwerk der Kreativität. S. Fischer Verlag, Frankfurt a. Main
Kubie L.S. (1966). Psychoanalyse und Genie. Rowohlt Taschenbuch, Reinbek bei Hamburg
Landau E. (1984). Kreatives Erleben. Ernst Reinhardt, München, Basel
Post F. (1994). Creativity and Psychopathology. A Study of 291 World Famous Men. British Journal of Psychiatry 165, 22–34
Prinzhorn, H. (1968). Bildnerei der Geisteskranken. Springer Verlag, Berlin

Struwwelpeter

Eckstaedt A. (1998). «Der Struwwelpeter». Dichtung und Deutung. Suhrkamp, Frankfurt am Main

Herzog G.H. (1995). Heinrich Hoffmann. Leben und Werk des Struwwelpeter-Vaters in Texten und Bildern. Insel Verlag, Frankfurt am Main

Krause K.-H. (1998). Der Autor des «Zappel-Philipp» – selbst ein Betroffener? Nervenheilkunde 17: 318–321

Hermann Hesse

Bucher R., Furger A., Graf F. (Hrsg.) (2002). «Höllenreise durch mich selbst». Hermann Hesse. Schweizerisches Landesmuseum Zürich und Verlag Neue Zürcher Zeitung, Zürich (Begleitpublikation zur Ausstellung im schweizerischen Landesmuseum)

Hesse H. (2002). Eigensinn macht Spaß. Insel Taschenbuch, Frankfurt am Main

Michels V. (1973). Hermann Hesse. Leben und Werk im Bild. Insel Taschenbuch, Frankfurt am Main

Roloff D. (2002). ADHS. Hermann Hesse, ein beispielhafter Fall? Kinder- und Jugendarzt 5, 431–435 und 6, 506–510

Thomas Mann

Breloer H. (2001). Unterwegs zur Familie Mann. S. Fischer, Frankfurt am Main

Krause K.-H. (2001). «Unordnung und frühes Leid». Hyperkinetische Störungen in der Familie von Thomas Mann? Nervenheilkunde 3, 166–170

Mann K. (1976). Meine ungeschriebenen Memoiren. Fischer Taschenbuch Verlag, Frankfurt am Main

Mann Thomas (2001). Unordnung und frühes Leid und andere Erzählungen. Fischer Taschenbuch Verlag, Frankfurt am Main

Reich-Ranicki M. (2001). Thomas Mann und die Seinen. Fischer Taschenbuch Verlag, Frankfurt am Main.

Konflikte in Partnerschaft und Familie

Bagorozzi D.A. (2001). Enhancing Intimacy in Marriage. A Clinician's Guide. Brunner-Routledge, New York

Bodenmann G. (2001). Stress und Partnerschaft. Verlag Hans Huber, Bern, Göttingen, Toronto, Seattle

Bodenmann G. (2002). Beziehungskrisen – erkennen, verstehen und bewältigen. Verlag Hans Huber, Bern, Göttingen, Toronto, Seattle

Carnes P. (1992.) Don't Call It Love. Recovery from Sexual Addiction. Bantam Books, New York

Deckmann B., Ryffel Ch. (2001). Vom Ende zum Anfang der Liebe. Beltz Taschenbuch, Weinheim und Basel

Fromm E. (2000). Die Kunst des Liebens. Deutscher Taschenbuch Verlag, München

Halverstadt J.S. (1998). A.D.D. & Romance. Finding Fulfillment in Love, Sex & Relationships. Cooper Square Press, New York

Jellouschek, H. (1997). «Warum hast Du mir das angetan?». Untreue als Chance. Piper, München, Zürich

Jellouschek, H. (2001). Die Partnerschaft gelingt. Spielregeln der Liebe. Herder, Freiburg, Basel, Wien

Malach A. (1999). Falling in Love. Why We Choose The Lovers We Choose. Routledge, New York, London
Moeller M.L. (1988). Die Wahrheit beginnt zu zweit. Rowohlt Taschenbuch Verlag, Reinbek bei Hamburg
Moeller M.L. (2000). Gelegenheit macht Liebe. Rowohlt, Reinbek bei Hamburg
Welter-Enderlin R. (1999). Paare. Leidenschaft und Langeweile. Piper, München, Zürich
Willi J. (2002), Psychologie der Liebe. Persönliche Entwicklung durch Partnerbeziehungen. Klett-Cotta, Stuttgart

Diagnose und Therapie

Balken J. (2002). L'Affectivité. In: «Hypnose et Psychothérapie». Concepts et Clinique
Baumann U., Perrez M. (Hrsg.) (1998). Lehrbuch Klinische Psychologie und Psychotherapie. Hans Huber, Bern, Göttingen, Toronto, Seattle
Beck A.T. (1979). Cognitive Therapy in Depression. The Guilford Press, New York
Biedermann J., Willens J. T. et al. (1999). Pharmacotherapy of Attention Deficit/Hyperactivity Disorder reduces risk for Substance Use Disorder. Pediatrics, 104, 2 e 20ff.
Dilling H., Mombour, W. & Schmidt M.H. (Hrsg.) (2000). Internationale Klassifikation psychischer Störungen, ICD-10 Kapitel V(F) Klinisch-diagnostische Leitlinien. 4. Auflage. Hans Huber, Bern, Göttingen, Toronto, Seattle
Hartmann T. & Bowman, J. (1996). Think Fast! The ADD Experience. Underwood Books, Grass Valley, California
Henning S., Wittchen H.U. & Zaudig M. (1994). DSM IV Diagnostisches und Statistisches Manual Psychischer Störungen. Hogrefe, Göttingen, Bern, Toronto, Seattle
Krause J. & Ryffel-Rawak D. (2000). Therapie der Aufmerksamkeitsdefizit- und Hyperaktivitätsstörung im Erwachsenenalter. Psycho 26, 209–223
Littman-Sharp N. (2002). Problem Gambling and Attention-Deficit Hyperactivity Disorder. www.camh.net/egambling/clinic/index.html
McIntyre J.S., Zarin D.A., Charles S.C. (2000). American Psychiatric Association-Practice Guidelines for the Treatment of Psychiatric Disorders. APA, Washington D.C.
Müller G. & Hoffman K. (2002). Systemisches Coaching. Handbuch für die Beraterpraxis. Carl-Auer-Systeme Verlag, Heidelberg
Murphy K.R. (1995). Out of the Fog. Treatment Options and Coping Strategies of Adult Attention Deficit Disorder. Hyperion, New York
Nadau K.G. (1996). Adventures in Fast Forward. Life, Love and Work for the ADD Adult. Brunner/Mazel, New York
Novotni M. (1999). What Does Everybody Else Know that I Don't? Social Skills Help for Adults with AD/HD. Specialty Press, Inc. Plantation, Florida
Ryffel D. (2010). Coaching in ADHD, Chap.22 in: ADHD in Adults. Characterization, Diagnosis and Treatment. Edited by Jan K. Buitelar, Cornelis C. Kan, Philip J. Asherson. Cambridge University Press

Ryffel M. (2000). Ist Nachtkerzenöl eine valable therapeutische Alternative zu Stimulantien bei ADHD Kindern? Paediatrica 2, 27–28

Ryffel M. (1999). Wann und warum helfen Medikamente? In: Thierstein Cl.: Unruhige, unkonzentrierte und auffällige Kinder im Alltag POS, ADS und HKS. Eine Hilfestellung, P. Haupt Verlag, Bern, 2.Auflage

Ryffel M. (2001). Praxis der Stimulanzientherapie. Berner Schriftenreihe zur Kinder- und Jugendpsychiatrie,1/2001, 85–100

Solanto M, Arnsten A.F.T., Castellanos F.X. (2001). Stimulant Drugs and ADHD. Basic and Clinical Neuroscience. Oxford University Press, New York

Stollhoff K. (2002). Von Glauben und Hoffen – Mythen in der ADHS-Therapie. Alternative Therapien in der ADHS-Behandlung. Kinder und Jugendarzt 1, 27–28

Triolo S.J. (1999). Attention Deficit Hyperactivity Disorder in Adulthood. A Practitioner's Handbook. Brunner/Mazel, Philadelphia

Woggon, B. (2003). Behandlung mit Psychopharmaka. Verlag Hans Huber, Bern, Göttingen, Toronto, Seattle, (2. Aufl. 2005)

Bücher für Betroffene

Barkley Russell A. (2002). Das große ADHS-Handbuch für Eltern. Verantwortung übernehmen für Kinder mit Aufmerksamkeitsdefizit und Hyperaktivität. Verlag Hans Huber, Bern, Göttingen, Toronto, Seattle

Claus D., Aust-Claus E. (2002). A.D.S. Das Erwachsenen-Buch. Oberstebrink Verlag, Ratingen

Hallowell E.M., Ratey J.J. (1999). Zwanghaft zerstreut oder die Unfähigkeit, aufmerksam zu sein. Taschenbuchausgabe. Rowohlt, Reinbek

Hartmann T. (1997). Eine andere Art die Welt zu sehen. ADD. Schmidt-Römhild, Lübeck, Berlin

Hartmann T. (2000). ADD: Veränderungen selbst bewirken. Schmidt-Römhild, Lübeck, Berlin

Nadau K. (2001). Bin ich anders? Mädchen und Frauen mit ADS. Juvemus Selbstverlag, Emserstr. 6, D 56076 Koblenz

Neuhaus C. (2000). Hyperaktive Jugendliche und ihre Probleme. Urania-Ravensburger, Berlin

Ryffel-Rawak D. (2001). ADS bei Erwachsenen. Verlag Hans Huber, Bern, Göttingen, Toronto, Seattle

Solden S. (1999). Die Chaosprinzessin, BV-AH e.V., Forchheim

Sugerman D. (1993). Wonderland Avenue. Sex & Drugs & Rock 'n' Roll. Piper, München, Zürich

Stollhoff K. (2002). Hochrisiko ADHS. Schmidt-Römhild, Lübeck

Wender P. (2002). Aufmerksamkeits- und Aktivitätsstörungen bei Kindern, Jugendlichen und Erwachsenen. Kohlhammer, Stuttgart

Weiss, L. (2001). Eins nach dem anderen. Brendow, Moers

Im Internet

Schweizerische Fachgesellschaft ADHS (SFG-ADHS)
www.sfg-adhs.ch
mit vielen weiterführenden Links

Selbsthilfegruppen

Deutschland:
ADHS Deutschland e.V.
Selbsthilfe für Menschen mit ADHS
Bundesgeschäftsstelle
Tel: 030-85605902
Fax: 030-85605970
www.adhs-deutschland.de

JUVEMUS Vereinigung zur Förderung von Kindern und Erwachsenen mit Teilleistungsschwächen e.V.
Brückenstraße 25
56220 Urmitz
Tel.: 02630 - 989716
www.juvemus.de

Österreich:
ADAPT Arbeitsgruppe zur Förderung von Personen mit ADHS
Kohlmarkt 12/13
1010 Wien
www.adapt.at

Schweiz:
elpos Schweiz
Verein für Eltern und Bezugspersonen von Kindern und Erwachsenen mit POS/AD(H)S
Sekretariat: Affolternstrasse 125, 8050 Zürich
www.elpos.ch

adhs20+
Schweizerische Info- und Beratungsstelle für Erwachsene mit ADHS
Bahnhofstrasse 15
5600 Lenzburg
www.adhs20plus.ch

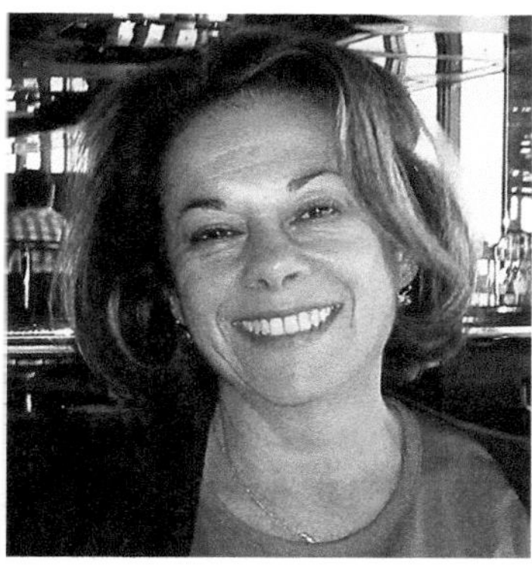

Doris Ryffel-Rawak

Von einer ADHS (Aufmerksamkeitsdefizitstörung) betroffene Erwachsene sind Menschen mit einer hohen Empfindsamkeit, einer ausgeprägten Reizoffenheit und emotionaler Überreagibilität. Sie erleben die Welt «anders» und werden auch von ihren Mitmenschen als «anders» erlebt. Das Leben wird intensiver wahrgenommen, ist reicher, aber nicht unbedingt einfacher. Viele ADHS-Betroffene sind kreativ veranlagte Menschen. Die spezifischen ADHS-Symptome führen oft zu Konflikten in Partnerschaft und Familie. Diese Themen werden eingehend besprochen, und anhand selbstverfasster Berichte Betroffener wird anschaulich aufgezeigt, mit welchen Schwierigkeiten diese Menschen ein Leben lang zu kämpfen haben.

Die Autorin befasst sich seit 1995 mit der Problematik der ADHS im Erwachsenenalter und hat sich zunehmend auf deren Diagnostik und Therapie spezialisiert.

Ein Kapitel ist der spezifischen Therapie der ADHS bei Erwachsenen gewidmet.

Das Buch richtet sich sowohl an Laien, wie auch an Fachleute. In einer für alle verständlichen Sprache können Erkenntnisse zu diesem Krankheitsbild gewonnen werden.

Anzeigen